もくじ

まえがき

ふとしたことで知ったよもぎ蒸しを自サロンに導入したことから、よもぎ蒸しが女性の悩みに効果があると分かり、その効果を一人でも多くの方に伝えたいと、よもぎ蒸しセットの製造販売を始めたのが20年前でした。化学物質が体に及ぼす影響は言われて久しいですが、化粧品や食べ物などに気を使うようになった一方で、日用品に関しては、まだまだ気にする方は少なく感じます。

「yomogina よもぎ蒸しセット」は、よもぎ蒸しの道具から有害物質が出ないよう配慮して製造しております。よもぎ椅子は、合板や集成材を使わず、無垢のヒノキの一枚板を材料とし、ニスなどは使用しておりません。よもぎ蒸し中は、椅子も熱くなるので、接着剤やニスからホルムアルデヒドなどの有害物質が発生しないようにする為です。合板、集成材は接着剤で木材を固めたもので、住宅建材に使用する際は基準があるようですが、それらを材料とする家具は意識して購入する方は少なく、家具からでるホルムアルデヒドで化学物質過敏症になる方もおられます。

よもぎ蒸しの道具には、椅子の他によもぎとお鍋があります。

よもぎのアロマ成分（香り）を蒸気と一緒に体へ吸収させるのがよもぎ蒸し。椅子と同じくその品質が重要です。

よもぎ蒸し用のよもぎは、山に自生している自然のものを使っております。本書でどんな場所で生育しているかを説明していますので、お読みくいただければと思います。

最後に拘ったのが、そのよもぎを煮出すために使う土鍋でした。焼き物の材料となる土には、有害ミネラルが含まれていることも多く、より安全なよもぎ蒸しにするには、安心できる土で焼いたお鍋を見つける必要がありました。ようやくたどり着いたのが、天然鉱石97％以上の土で焼き上げた土鍋です。釉《うわぐすり》も古来から使われている自然のものを使用しています。炊飯用の土鍋でもあるので、調理用としても人気で多くの方が購入下っています。このように椅子、鍋、よもぎ、何れも不安なく使っていただけるのが、「yomogina よもぎ蒸しセット」です。

本書でもお話しておりますが、私が肌トラブルに悩んだ時期があり、それが化粧品の有害成分が原因だと知ったことから、普段使う生活用品はなるべく安全なものを選ぶようにしている為、自分が製造する商品はどなたでも安心して使っていただけることをコンセプトしました。自サロンで健康のために提供するよもぎ蒸しが、使う道具によって有害なものを発生させていては本末転倒です。

販売当初は、このようなこだわりをなかなか理解してもらえず、販売が思うように伸びなかった時期もあり、本書で釣部人裕氏から、そんな苦労をしてもなぜ販売を止めなかったのか？と聞かれたとき、直ぐに答えが浮かばなかったのです。よもぎ蒸しの良さを伝えたい気持ちはもちろんですが、この道具を通して、日用品にも体によくないものが含まれていることを伝えたいと、その想いが強すぎて、商売として儲からないから止めるという発想が無く、自分としては続けるのが当然すぎて、そのことが止めない理由に繋がら無かったので答えられなかった。言い換えれば、それ以外の理由が、質問を受けたときに見当たらなかったのだと、この前書きを書きながら気が付きました。

経皮毒や化学物質の危険性を知る人が増えることで、健康や環境について、今より少しでも良い方向へ世の中が変われば良いと、ただ思って伝えていただけでした。

今日、たまたまこんな言葉を読みました。

どんな仕事も使命感があるかないかで、雲泥の差。
今の仕事を通じて、少しでも幸せを届けてあげたいという祈りの気持ちが働く全ての人たちを天の使いに変え、今の仕事を天職にしてくれる。

初めから使命感を持っていたかどうかは分かりませんが、伝えないと変わらないと続けていたことで、気が付けば今の仕事が天職になっていたわけです。

このように私が手掛ける商品は、材料から全て、誰が何処でどのように作っているかが、分かるもの以外は作らないと決めています。その商品を手に取っていただくことで、健康の基本である体を温めることや、体に悪いものを入れない生活などをお伝えしたいと思います。

私は、自サロンでよもぎ蒸しのお客様を4万人以上、見てきました。その経験から、最近増えている子宮内膜症、子宮筋腫、不妊、生理痛、生理不順や更年期など、幅広い女性特有の悩みにも、よもぎ蒸しがお役に立つと感じるようになりました。300店舗の認定サロンからも日々、多くの喜びの声が届きます。膣委縮が原因によるデリケートゾーンのトラブルや、妊活の方も多く、デリケートな部分の問題なので、人知れず悩んでいる方も少なくありません。そんな時は、一人で悩まずに、よもぎ温熱セラピー協会の認定サロンへご相談いただきたいと思います。

人生100年時代に女性がいつまでも健康で前向きに生きるためには、少しでも長く女性としての自信を持ち続け、日々楽しく過ごすことが大切だと思います。私自身も、女性としてのお洒落や美容をいつまでも楽しめる生き方をしたいと思っています。

よもぎ蒸しは、デリケートゾーンへ直接蒸気を当て、刺激を与えるものです。刺激を与えると、その部分は血流がよくなり活性します。つまりマッサージと同じです。子宮や卵巣の働きが良いと女性は気持ちも安定し、肌や髪も健やかになり潤いも保てます。閉経後の人生がとても長くなった現代女性のライフスタイルも大きく変わっています。今を生きる女性に、女性としての健康寿命を提案したいと考えています。

その為には、若い頃から、生理や女性器など自分自身の体について学び、子宮を大切にする生活を意識する必要があります。生理痛で来店する方のほとんどは、鎮痛剤をサプリメントのように服用している方も多く、生理痛が理由でピルを15年以上服用されている方も驚くほど沢山いらっしゃいます。

妊活などしなくても妊娠できる体を作るため、健康な体作りの知識を得られる機会が必要だと思います。よもぎ蒸しを通してそのような事も知って頂けるように伝えたいと思います。

自然治癒力による美と健康を提案するブランドとして yomogina が誕生しました。よもぎ蒸しが美と健康につながることを本書でお伝えできればと思います。私がなぜ、よもぎ蒸しを始めようと思ったのか、あまり普段話さないことも書かせていただきましたので、お読みいただければ幸いです。

二〇二一年一月吉日

谷 真由美

第一章　すべての女性の美と健康、そして妊活に！
「よもぎ温熱セラピー・よもぎ蒸し」とは？

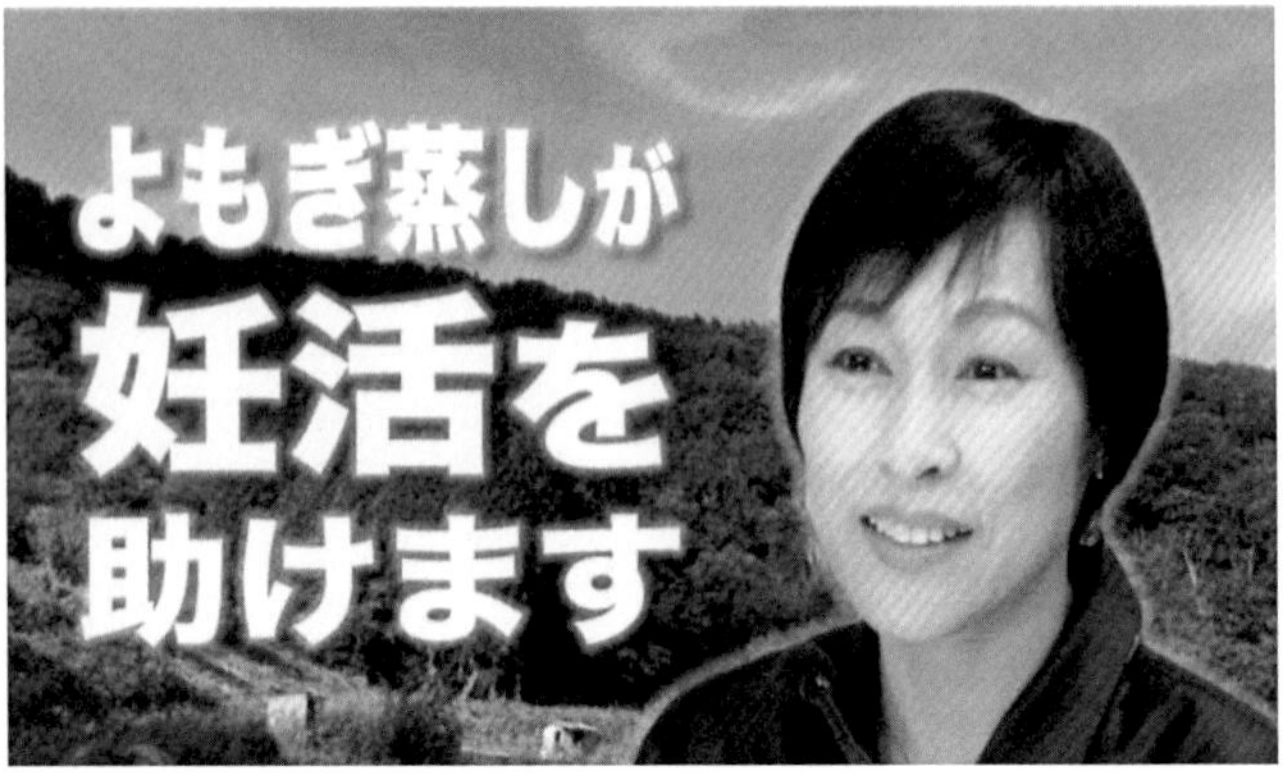

穴の開いた椅子に座り、椅子の下でよもぎを炊き、お鍋の蒸気でスチームサウナの効果が得られると言う「よもぎ蒸し」。婦人科系の疾患に対して、血流が良くなると共に、自己回復力が期待でき、妊活にも恩恵が得られ、たくさんの女性に支持されていると言います。よもぎ蒸しとは何か？　その魅力についてお話しいただきました。

1、よもぎ蒸しって何？

――「一般社団法人よもぎ温熱セラピー協会」は、何をされているんですか？

よもぎ温熱療法中のクライアント様

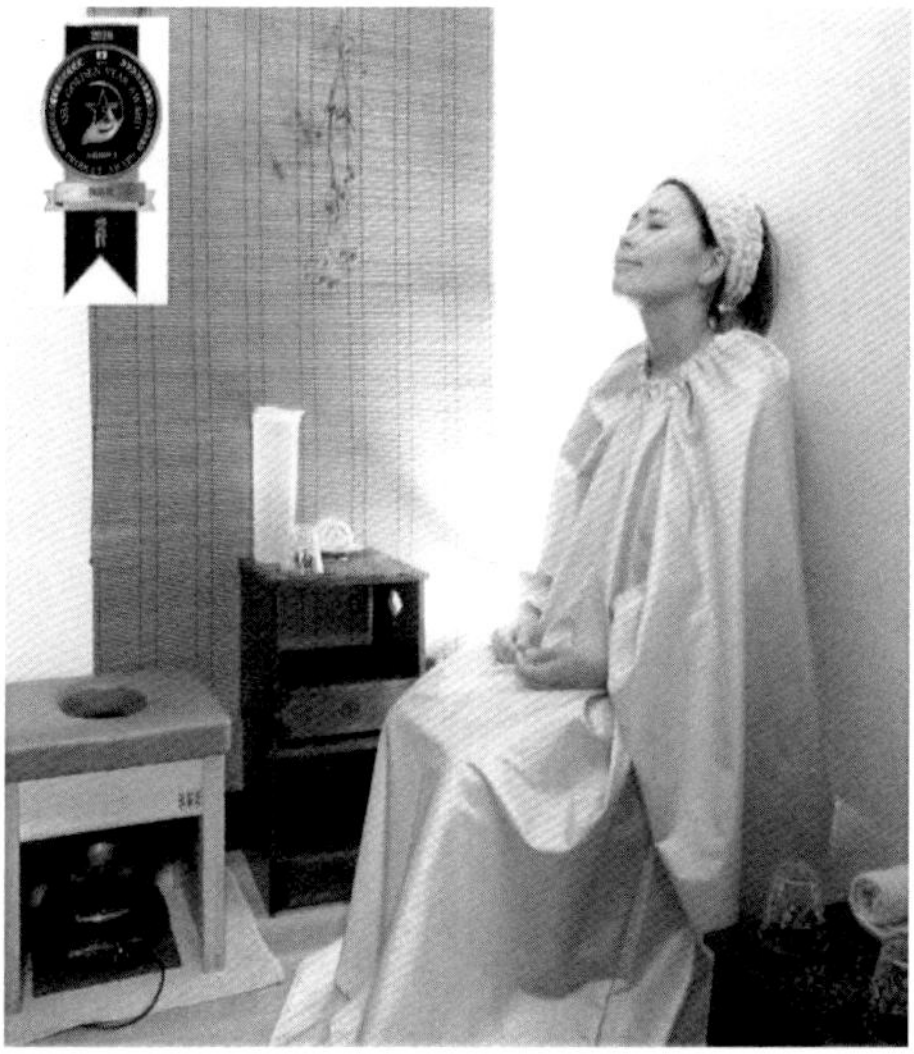

よもぎ蒸しはご存じでしょうか？ 穴の開いた椅子の下にお鍋を置いて、そのお鍋の中で乾燥したよもぎを煎じ、その蒸気を椅子の穴から上に出し、ケープのような体と椅子を包み込むガウンを着て、そのガウンの中でスチームサウナを行うのが、よもぎ蒸しです。

このよもぎとは、昔から親しまれているお餅に入っているよもぎです。

よもぎ蒸しは、韓国で発祥したと言われておりますが、弊社は、日本製のよもぎ蒸しセットの製造販売をしており、そのセットを使っているよもぎ蒸しサロン、例えば鍼灸院、エステサロン等が、メニューとして提供している、そんなサロンが、３００店舗近くになりました。そのサロンの教育と営業支援を目的とする団体として、協会を設立いたしました。

――よもぎ蒸しは、煎じるということは、椅子があって下のほうにお鍋？

グツグツと沸いたお鍋に乾燥したよもぎの葉っぱを入れて、その蒸気が洋式の便座のように椅子に穴が開いているので、そこから蒸気が上がります。下半身心にその蒸気を当てて、お腹や子宮を温めるのがよもぎ蒸しです。

――熱いんですよね？

蒸気は熱いです。熱いですが、ガウンの中の温度は測定済みで、穴の部分、蒸気が出ているところで60度前後です。椅子の上はそれより低い温度ですから、火傷するようなことはありません。

写真がお鍋です。この鍋の下に電気コンロがあって、その上にこのお鍋を置いて、沸騰している状態の中によもぎのパックが入っています。

――椅子はお尻のところに穴が開いてるんですね？

穴が開いていています。洋式のトイレみたいな感じになっていて、蒸気を直接下半身に当てることで体が温まり、汗をかきます。サロンでの時間はおよそ**30～40分ですが、お客様は皆さん、じわっと大量の汗をかかれます。**長時間されると低温火傷の恐れもあるので、1時間くらいまでがお勧めです。

下着は着けていませんので、デリケートゾーンに直接蒸気を当てる感じです。

よもぎを沸かすお鍋

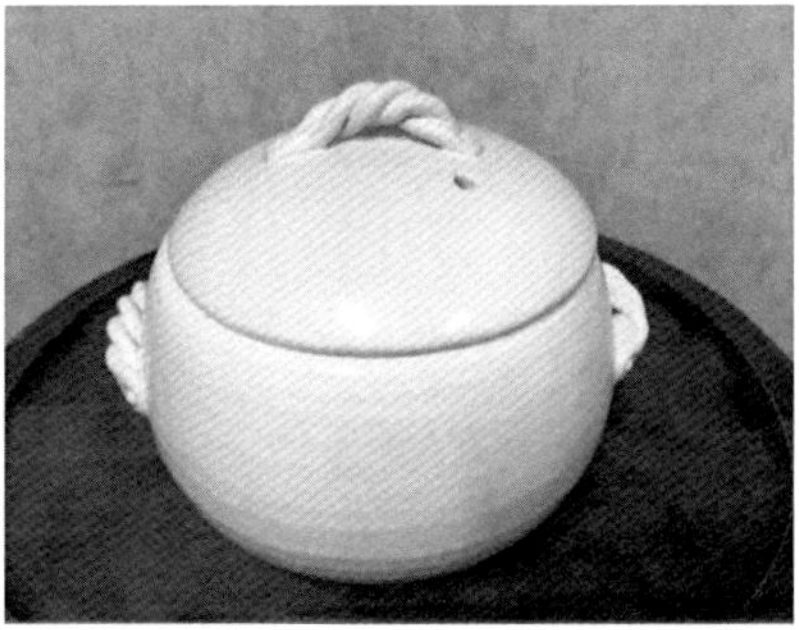

よもぎ蒸しに使用する特製の椅子

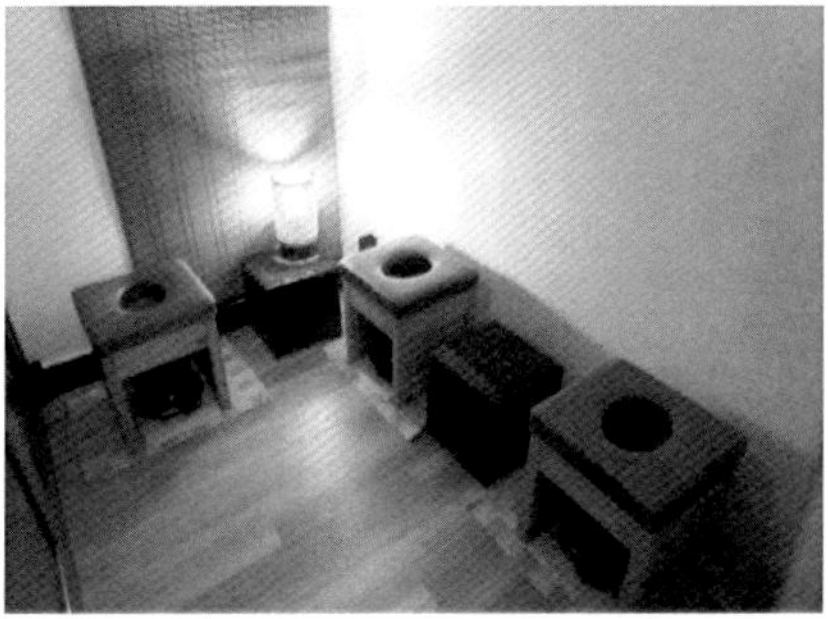

――よもぎ蒸しをされるのは女性のほうが多い？

お客様は女性のほうが多いです。エステサロンで広まっているので、女性に広まりましたが、健康のためには、男性にもしていただきたいです。

2、よもぎ蒸しの効果

――どんな効果が期待できるのでしょうか？

身体を温めるので、**基本的には免疫が上がります**。温まることで血流が良くなるので、肩こりや腰痛などもに良いですし、痔にも効果が出る方も多いです。また、じわっとした汗を出すことによる**デトックス効果や、ダイエット効果も期待**できます。骨盤の中の内臓が温まるので、腸の働きも良くなるでしょう。このように沢山の効果はありますが、私が20年以上、よもぎ蒸しを広めてきた中で、特に効果を感じるのは、女性特有のお悩みに対する改善です。生理痛や生理不順、更年期で悩まれている方には本当におすすめしたいです。デリケートゾーンを直接温めますから、子宮や卵巣が温まり、女性系の疾患に良いと言われています。**最近では妊活の方にも喜んでいただ**

いています。もともと韓国では産後ケアとして広まったそうです。

――妊活は、やっぱり子宮や卵管の冷えや、血流が悪いことからですか？

そうですね、血流が悪いことも原因の一つです。昔から、子宝が授からない夫婦に「温泉でゆっくりしてきたら妊娠するよ」とか、言いましたよね。

お腹を温めることは、妊活だけでなく女性の健康の基本だと思います。最近の女性は子宮が冷えている方が多いのではないでしょうか。食生活の変化や、洋服、生活習慣など様々な理由から、骨盤内の内臓の血流が悪くなり冷えています。よもぎ蒸しは、その冷えた部分をダイレクトに温めるので、卵巣・子宮周りの血流が良くなり、それによって女性ホルモンが整い、また、子宮にも酸素や栄養が届き赤ちゃんが育ちやすい環境が作れます。

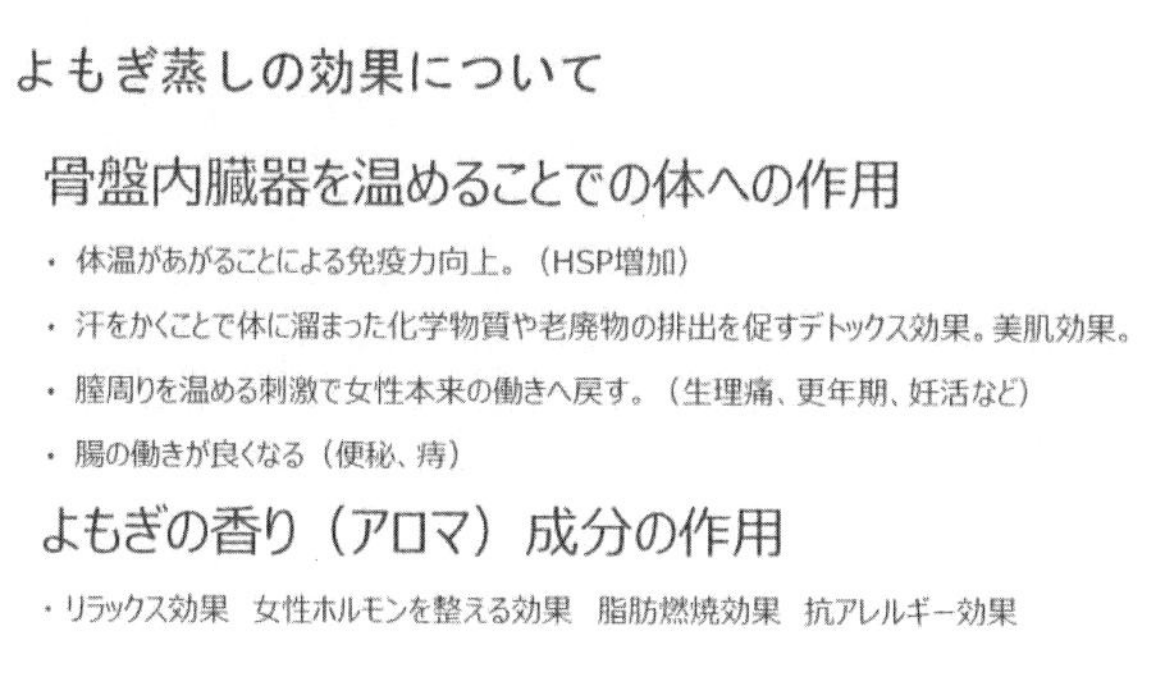
よもぎ蒸しの効果について
骨盤内臓器を温めることでの体への作用
・体温があがることによる免疫力向上。（HSP増加）
・汗をかくことで体に溜まった化学物質や老廃物の排出を促すデトックス効果。美肌効果。
・膣周りを温める刺激で女性本来の働きへ戻す。（生理痛、更年期、妊活など）
・腸の働きが良くなる（便秘、痔）
よもぎの香り（アロマ）成分の作用
・リラックス効果　女性ホルモンを整える効果　脂肪燃焼効果　抗アレルギー効果

――妊娠されないと悩んでいる方がこれを受けたら、半年、1年の間に妊娠すると率は上がる可能性がありますか？

治療ではありませんし、皆さんが必ずそうなるとは言えないですが、よもぎ温熱セラピー協会の認定サロンには、妊活を専門にしているサロンも多く、そこでは90％以上の妊娠率を誇っているサロンばかりです。その中でも北海道のサロンは、妊娠率が１００％です。もちろん、よもぎ蒸しだけではなく食事指導や、ご夫婦へのカウンセリング等、総合的にアプローチされてますが、よもぎ蒸しは必ずしています。
年齢は、上は40代半ばまでの妊娠報告があります。先日、42歳の方が妊娠したと聞きました。

――女性系の病気や更年期などの方で、何歳ぐらいまでされていますか？

更年期や健康維持で、60歳以上の方も多いです。私が知る最高齢は82歳で定期的にされています。更年期の体験談として、48歳で生理が止まったと思っていて、その後10年間、一度も生理がなかったのですが、58歳のときに、よもぎ蒸しを始められ、３回ぐらいした後、出血したと電話かかってきまして「どうしましょう？」ってことになり、58歳で出血と聞くと、生理とは考えにくかったので、「病院に行かれたほうがいいですね」とお伝えしました。違う病気の可能性もあるので、念の為に調べていただいた方が良いと判断しました。それで検査をしたら、なんとドクターも驚かれたのですが、生理だと分かり、60歳を超えた今も、**毎月、生理がその58歳からずっとあるんです**。

お会いする度にどんどんきれいになられています。生理があるという事は、美人ホルモンといわれる女性ホルモンのエストロゲンが出ているので、お肌や髪の毛などのつやとハリが出ますし、生きる力というか、精神的にも充実され、ハツラツとして、元気いっぱいで、お仕事も楽しくされておられます。

――女性にとっては妊活だけでなく、健康、美容で相当効果があるのですね？

そうですね。**更年期世代の方には特にお勧めです。**加齢で女性ホルモンが減少することで、骨粗しょう症のリスクが高まりますし、お肌の弾力を保つコラーゲンが減少し、薄毛にもなります。パートナーがいない状態も長くなると、膣の弾力や潤いもなくなり、卵巣の働き等も悪くなり、女性ホルモンの分泌が更に少なくなります。しかし、女性ホルモンは、女性として意識して生活することや、その部分を刺激することで活性します。卵巣以外でも、脂肪で女性ホルモンは作られます。

お相撲さんは、おっぱいが膨らんでいますよね。脂肪が多いからだそうですよ。更年期以降の女性が、少し脂肪を貯めようとするのも、自然なことです。年齢が高くなってからの無理なダイエットは、女性ホルモンを減らすので、お勧めできないのは、このような理由からです。この方のように生理が戻るような極端なことはないとしても、膣周りに刺激を与えること、女性として諦めないことなども、女性ホルモンの分泌を促すことに繋がります。

よもぎ蒸しは、蒸気で膣周りを温めるので、血流アップなど、マッサージ効果が期待できると思います。私が20年以上、よもぎ蒸しを広めてきた経験から、多くの女性を見てきて、よもぎの蒸気の刺激で、女性本来の働きに戻すことや、衰えるのを遅らせることが出来ると実感しています。

――何万人くらい女性を見てきているのですか？

20年以上、自サロンでよもぎ蒸し通して、4～5万人見てきたと思います。協会の認定サロンも３００店舗近くになりますので、数えきれないお客様が体験くださっています。認定サロンのお客さまからも、「こんな効果ありました！」と、嬉しい報告が日々、沢山届きます。

――それはよもぎだからいいんですよね？　よもぎに入っている成分が…。

よもぎは本当に、素晴らしい薬草だと思います。他のハーブ、漢方ももちろん色々効果はあるでしょうけれども、よもぎは古くから薬草として親しまれ、実に色々な効果があります。逆に馴染みがあり過ぎて忘れ去られていたという感じでしょうか。

西洋のハーブ、ラベンダーや、カモミール等が、有名なハーブになっていますが、身土不二《しんどふじ》という考え方で、その地で育った植物が、その土地の人を癒してくれる考え方なので、日本に自生しているハーブであるよもぎはとてもいいと思います。

3、よもぎは自生している！

——よもぎは栽培しているんですか？　どこからか採ってくるんですか？

自生しているよもぎを使っています。山に自然に生えているよもぎです。一般的によもぎ餅等に入っているのは、農家さんが畑で作っているものや、畑の周りに生えているよもぎだと思います。弊社が使用しているものは、岐阜県の伊吹山に自生しているよもぎです。伊吹山は織田信長が初めて薬草園を作った場所として有名な山で、その時に作った薬草の種が山全体に飛んで、伊吹山はいろんな薬草が生えたと言われており、その中でもよもぎは特に有名です。次頁の写真は、伊吹山です。

そこで1000年続く薬草職人さんが、京都の御所に薬草を献上していたという文献が残っているそうです。その末裔の薬草職人さんが採取し、自宅で乾燥してよもぎ蒸し用のよもぎを作っていてます。この方のご親戚は、薬草職人としてNHKのドキュメンタリー番組に取材された経験もある代々伝わる薬草職人さんです。

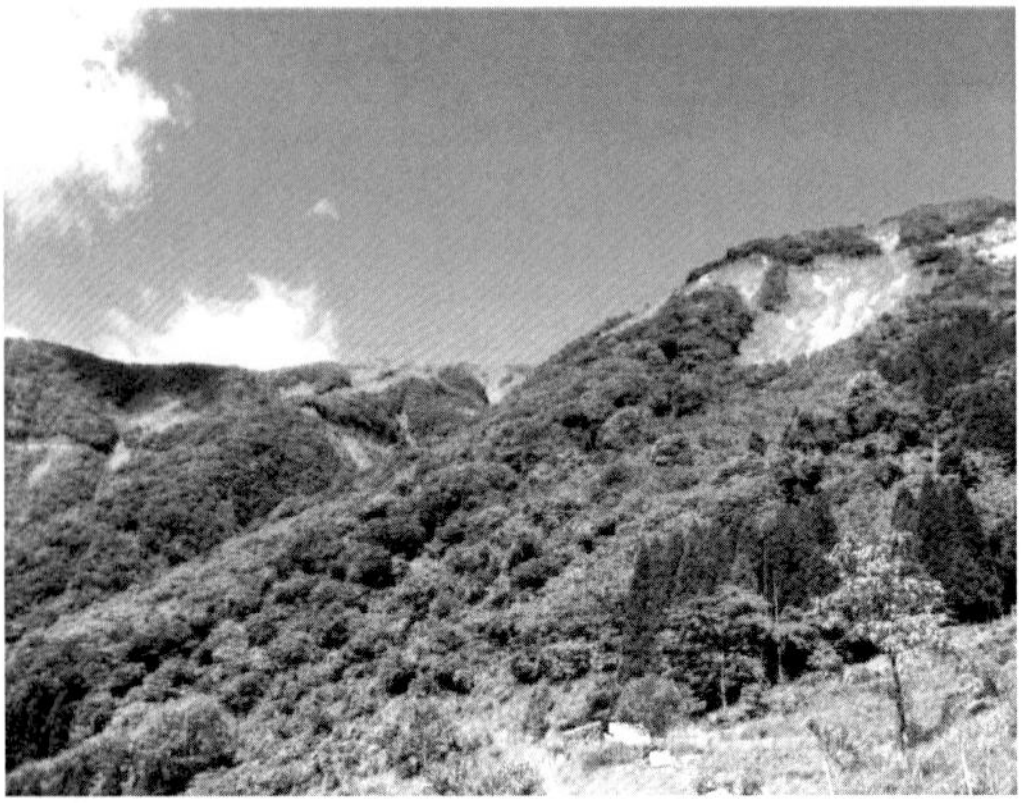
よもぎが自生している伊吹山

――薬草職人さんは、薬草を採って、乾燥したりされているのですか？

伊吹山は他の薬草も豊富に採れるので、よもぎ以外の薬草も採取されています。昔から伝わる薬草の作り方で、ご自宅の一角で自然乾燥します。来年も生えるように根から抜かないで、刈り取ることで同じ量が取れるようにしておられます。また、鹿や猪からも柵を作って守っています。私も認定サロンやそのお客様と年に一度、山へ登ります。とても空気がきれいで癒される場所ですよ。

――後継者はいらっしゃるんですか？

この薬草職人さんに前は、別の方にお世話になっていたのですが、その方が80歳を超えてしまって、「とうとう山に登れなくなったので、申し訳ないけど、よもぎは提供できません」と言われたんです。

困ったなと思っていたら、たまたま、当協会の認定サロンの中に、伊吹山の麓の人がいて、「薬草を採っている方を知っているので、ご紹介します」ということでお繋ぎいただくことが出来ました。60代でお元気ですので、「あと10年、20年は頑張りますよ」と言ってくださっています。でもその方の後は心配ですね…。

山に登って薬草を採って昔の製法で乾燥させるのは重労働ですから、このような仕事をする方が減っています。

――では、後継者は今のところいない？

よもぎ職人さん

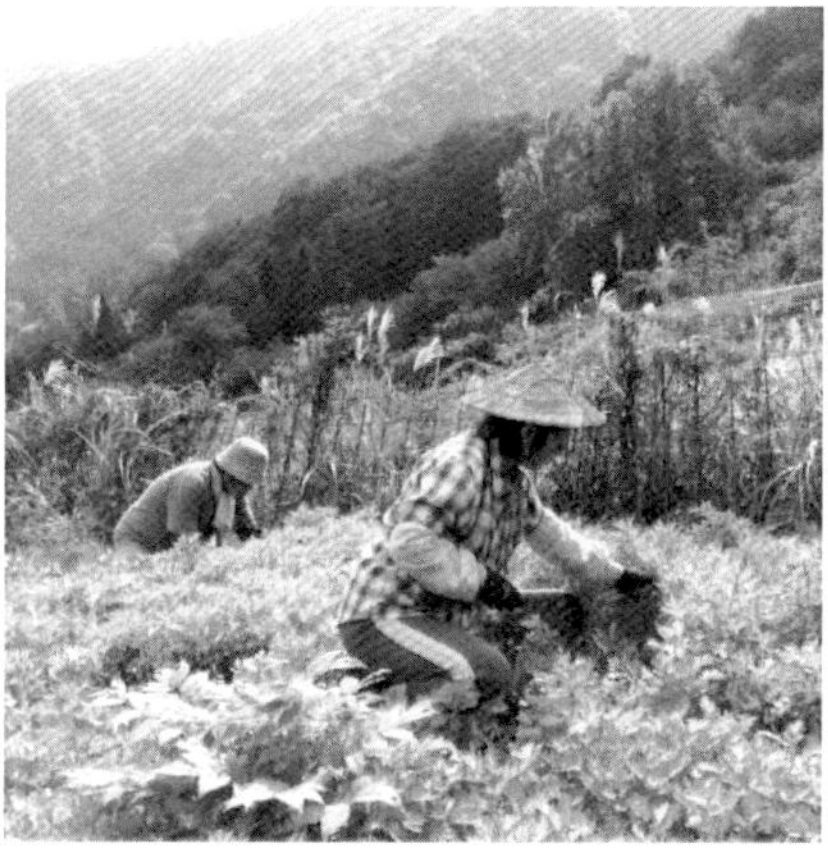

この薬草職人さんは「薬草カフェ」を経営されていて、甥っ子さんがそのお店の調理師さんとして働いておられます。たまには山にも登られるのかなと思うのですが、将来は、引き継いで下さると嬉しいです。

本当に大変なお仕事です。私も刈り取りの体験はしますが、腰を曲げて刈り取る作業はなかなか重労働です。取れた薬草を背中にしょって運んで、手作業で写真のように束ねる作業は、大変な労力と時間がかかります。

——これはどこかの家ですか？

薬草職人さんのお家です。「ゼロ磁場[1]」ってわかりますか？この建物全体の磁場が整えてあるそうで、よもぎを乾燥する環境にまで配慮し、こだわりを持っています。

——これは火も何もないんですよね？

自然に乾燥させます。自然乾燥でカラカラになったよもぎを袋に入れて出荷しています。この袋詰めも内職の方の手作業です。弊社のよもぎ蒸しセットは、本当に多く

1 磁気のN極とS極がお互い拮抗して打ち消しあい、磁力が存在しない状態。

よもぎを自然乾燥させている

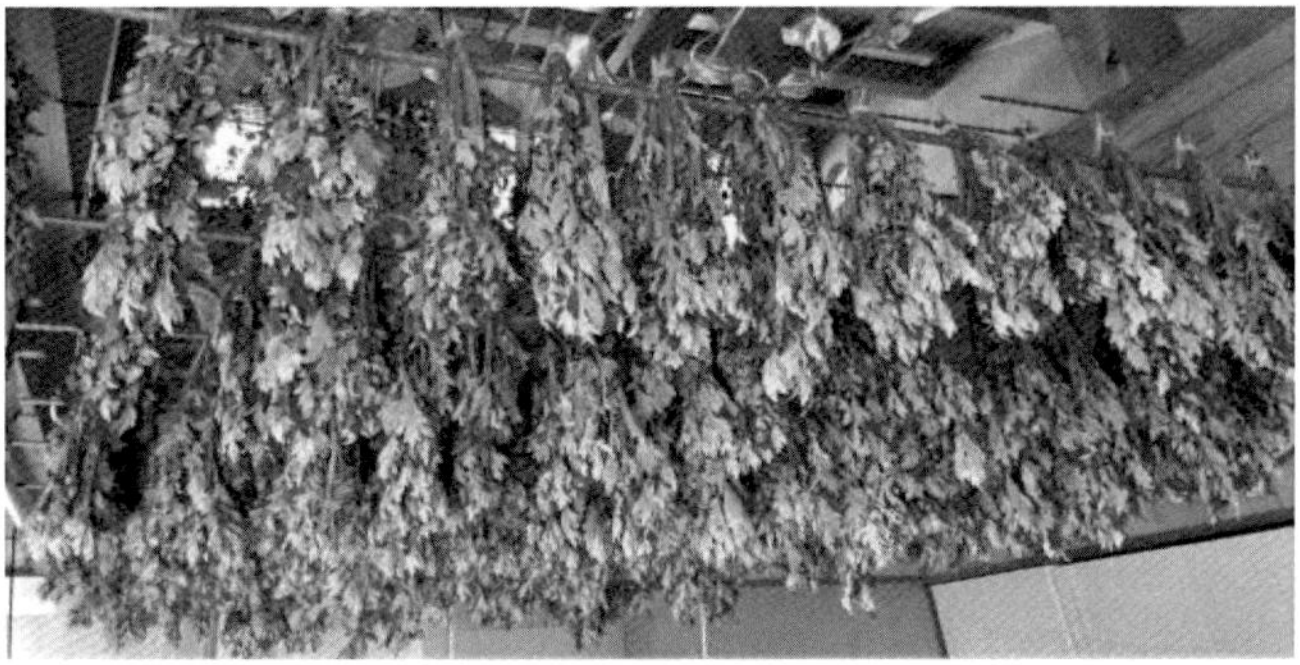

の方の手作業で成り立っています。

――逆に言うと、大量生産できないということですよね？　本当の自然農法と言っていいのかと…。

その通りですね。山に自生しているのですから、当然、肥料等は使っていません。毎年同じ量のよもぎしか採れないのです。

伊吹山は石灰質なので、良い薬草が育つと言われています。採取している場所は、標高が８００メートル以上なので、寒暖の差が大きく、その為、エネルギーの高い植物に育ちます。

――そのようなよもぎを使うよもぎ蒸しを行うと、下半身というか、内臓や女性の子宮などの体温が上がっていくのですか？

よもぎ蒸しを行うと体温が上がります。弊社で

3000ぐらいの方のデータを取ったことがあるのですが、よもぎ蒸し直後、およそ15分で9割以上の方の体温が一時的に38℃以上になりました。平熱より2℃程度高くなります。

その状態になると、私たちの身体の中に備わっているヒートショック・プロテインというたんぱく質が、1・5倍に増えます。このことは、研究で証明されているのですが、体温が2度上がればヒートショック・プロテインが1・5倍になります。

このヒートショック・プロテインは、変性した「タンパク質」を修復する働きがあり、免疫細胞の活性、や運動で作られる筋肉の疲労物質である乳酸を抑えるなど、健康に対して、優秀な働きをしてくれます。しかし、年齢と共に減少するので、体温を定期的に平熱より2℃上げることがとても大切です。

先ほどもお伝えしましたが、**ヒートショック・プロテインは免疫力を上げ**、免疫細胞は、

袋詰めされたよもぎ

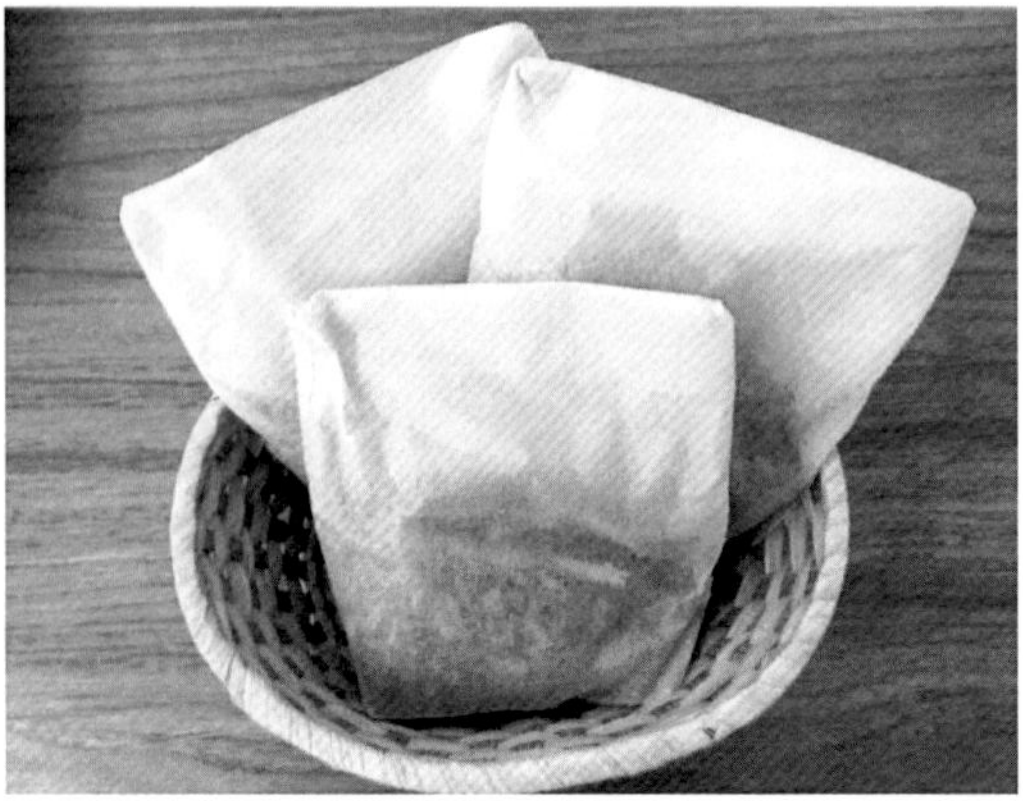

体温を上げることは、健康と美容の基本

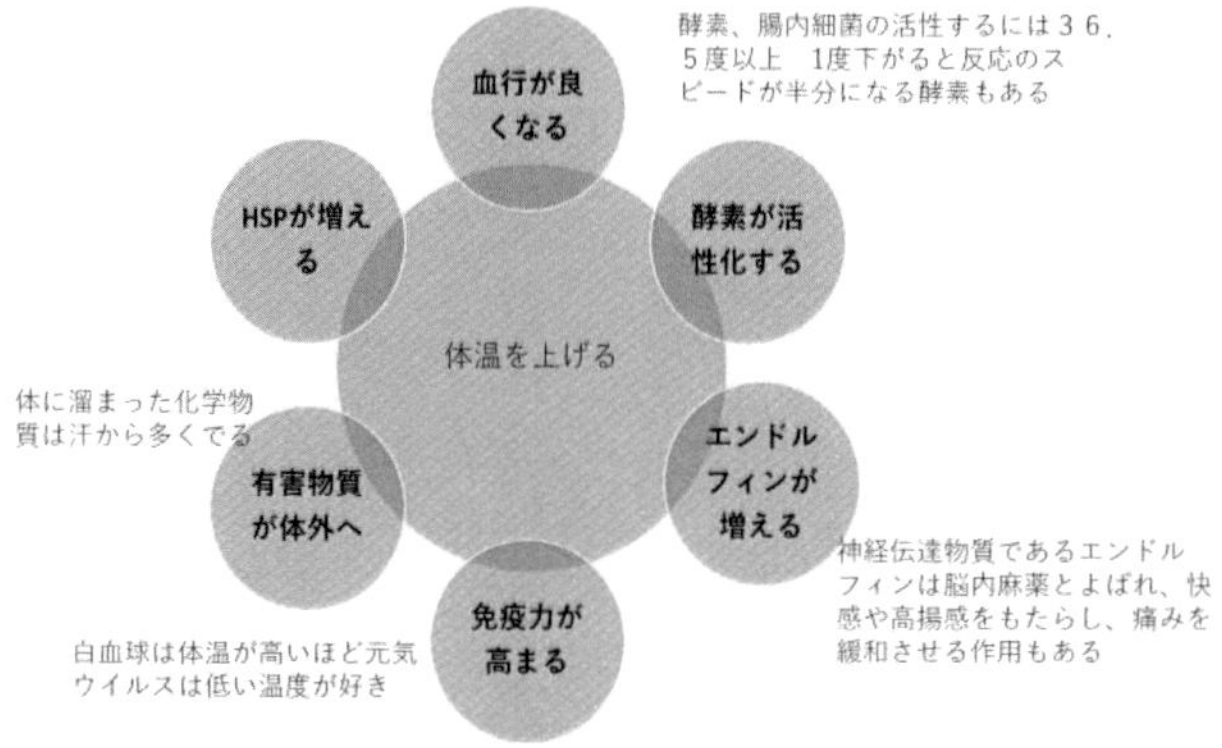
血行が良くなる
酵素が活性化する
エンドルフィンが増える
免疫力が高まる
有害物質が体外へ
HSPが増える
体温を上げる
酵素、腸内細菌の活性するには３６．５度以上　1度下がると反応のスピードが半分になる酵素もある
神経伝達物質であるエンドルフィンは脳内麻薬とよばれ、快感や高揚感をもたらし、痛みを緩和させる作用もある
白血球は体温が高いほど元気
ウイルスは低い温度が好き
体に溜まった化学物質は汗から多くでる

体温が高いほうが活発に動きます。体を温めることが健康につながるのは、このようなことからです。

――今は、いろいろウイルスが騒がれていますけど、最終的には免疫力を上げることですね。いくらワクチンがどうとか、マスクがどうといったところで防ぎようがないですね。人類の歴史はウイルスとの闘いの中で…。

闘うという感性は必要ないのかもしれないですね。共存といいましょうか。

――免疫力がついてきて生き残った人間が現代人だから、またもし新しいのがくれば、それと共存というか共生して…、今のコロナも**免疫力が勝っている限り発症しないわけですから、これは体温と関係があるのですよね。**

体温を上げることも大事です。あと、北海道のアイヌの人たちに、風邪をひいたらよもぎの蒸気を吸う民間療法が伝えられています。よもぎの蒸気が喉や気管支等を浄化し潤いを与えると言い伝えられてきました。まさしく、よもぎ蒸しは蒸気を吸い込みますので、コロナに時代には、必要だと思っています。

今だからこそ、よもぎ蒸しを一度、やっていただきたいと思います。子宮や卵巣の働きがよくなることで、生理痛は1回でもわかるっておっしゃいます。子宮や卵巣の働きがよくなることで、ホルモンが整いお肌もきれいになりますし。

――女性らしさが出てくるし、精神にも影響が出てくるのではないですか？

そうですね。女性ホルモン、つまりエストロゲンが、たくさん出ている時は、女性は心が穏やかになれます。蒸気の刺激で膣や子宮が温まり、女性ホルモンも整うと私は、考えています。

第二章　アトピー性皮膚炎に悩み、生活を変えて体質改善した！

敏感肌の女性の為に開いたエステサロンでの努力とは？

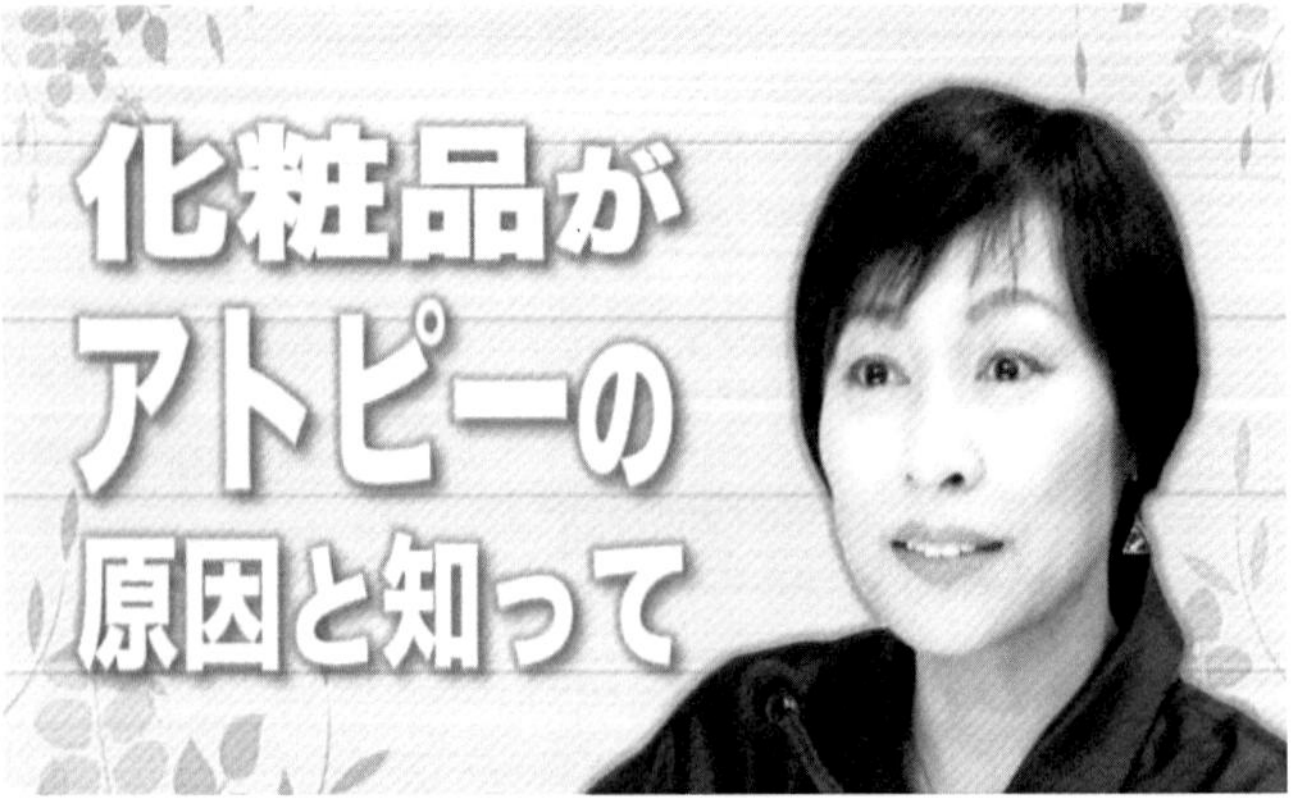

20歳代の頃にアトピー性皮膚炎に悩まされ、お医者様に処方された薬を使うも、一時的に症状が治るだけで、再発を繰り返したと話す谷真由美氏。下着メーカーに勤務、そこで、常時肌と密着する下着から、残った洗剤を経皮吸収してしまうこと、また、化粧品の一部の成分が肌のバリア機能を破壊してしまうことを知る。サロンで使う洗剤やよもぎ蒸しの椅子へのこだわり等を、試行錯誤した努力のエピソードをお話しいただきました。

1、よもぎ蒸しのきっかけ

――また何で、よもぎ蒸しをやろうと思ったんですか？

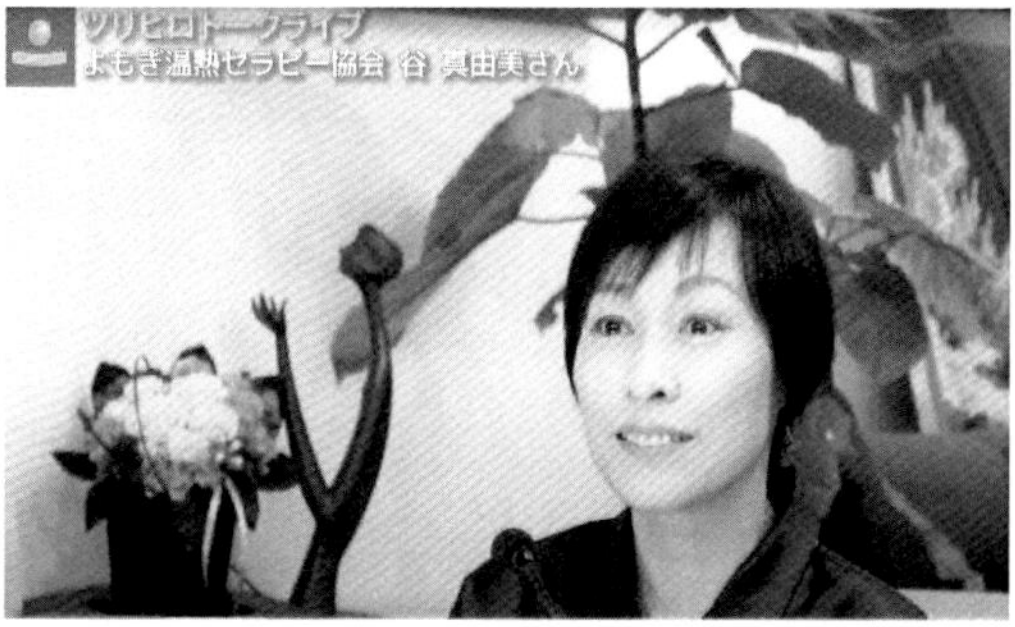

50代に見えますか？

20年前に始めたのですが、その当時は、よもぎ蒸しを、ほとんどの方が知りませんでした。私が「よもぎ蒸しを始めたんですよ」と言ったら、「レストラン始めたんですか？」って言われて（笑）せいろ蒸し？よもぎ蒸し？と、冗談を言われるような、そんな感じでした。まず、私が美容の仕事をする経緯を説明しますと、若いころ、私はアトピーだったんです。恥ずかしですが、私、年齢が50代後半でして…。

――へー！全然見えないです。

見えないですか！ありがとうございます（笑）。だいぶ（照明で）飛ばしていただいているから。今、50代後半ですから、アトピーで悩んでいたのは20歳の頃なので、もう40年近く前に突然目の周りが痒くなりはじめました。
今思えばお化粧を始めたことや、大学進学で一人暮らしを始めてお食事が変わったことなど色々原因はあったと思います。目の周りが特にひどくて、病院へ行きました。皮膚科に行くとステロイドを処方されましたが、今のようにステロイドの副作用は、ドクターもあまり知らなかったのではと感じますね。副作用を伝えられたことが一度もありませんでした。「塗っておけば治るよ」と言われましたし、私も塗ったらすぐに症状が治るので、奇跡の薬だと思っていて、栄養クリームみたいに塗っていました。恐ろしいことです。

――今なら怖いですよね。

知らないって怖いなと思います。症状が治まるので塗るのをお休みすると、治ったと思いますから、薬をストップし数日経つと、また痒くなって、以前より酷くなって。そんなことが何年も続きました。たぶん20代後半ぐらいまで…。
ある時、**これは直感ですが、「この薬は私を治していない！」**と思ったんです。塗っているときに突然「違う！」と感じて、「これをやめたい！」。じゃあ、どうしたらやめられるのかなと思って、ハーブなどを使う自然療法、植物療法が、紹介され始めた頃でしたので、こういうのをやってみようと思って…。まだスクールも少なかったのですが、メーカーの勉強会等からスタートして、アロマやハーブなどの勉強を始めました。

そんな時に叔父が補正下着のメーカーを始めたんです。「手伝わないか？」と誘われて、食品メーカーに7年ほど勤めていたのですが、「女性をきれいにする仕事に興味を持ち、面白そうだな…」と思って、手伝い始めました。

その仕事の中で、ある洗剤メーカーが下着とセットで洗剤を販売しませんかと、プレゼンに来られました。**洗濯すると洗剤が必ず衣類に残る**ので、下着は直接肌に触れているから、汗をかいたりショーツだったらおりもなどもあるので、汗などで濡れた下着から洗剤が溶け出して、それが経皮吸収する恐れがあると言います。洗剤は体によくない怖いものだといいながら、その営業の方が、「これ、弊社の洗剤なんです」と言って、その洗剤をゴクゴクと飲まれました。とても驚きました。「おいしいですか？」と聞いたら「おいしくない」とは、おっしゃっていましたけど…。

私は、洗剤はゴキブリも殺すものだと思っていましたので、飲めるような安全なものがあることに衝撃を受けました。洗剤にも体や自然に配慮した商品があることをその時、初めて知りました。では洗剤に入っている何が身体に悪いのかを知りたくなりました。代表的な化学物質は合成界面活性剤、蛍光増白剤です。今はご存じの方も増えましたが、当時はその名前や健康と自然への影響を知っている人は少ない時代です。

調べてみると化粧品にも同じような成分が使われていました。例えば乳化するために界面活性剤は必要なので、合成界面活性剤が使われます。最近は減りましたが、その頃は化粧品のクリームにも使われていました。

「もしかして、私のこのアトピーの原因はここにあるんじゃないか？」と思い、お化粧品を変えてみました。ハーブ等の自然療法を習い始めていたので、自然派の化粧品に変えました。

そうしたら、みるみるきれいになって原因不明のアトピーが良くなっていきました。この経験から「これは、伝えないと！」と思い始めました。

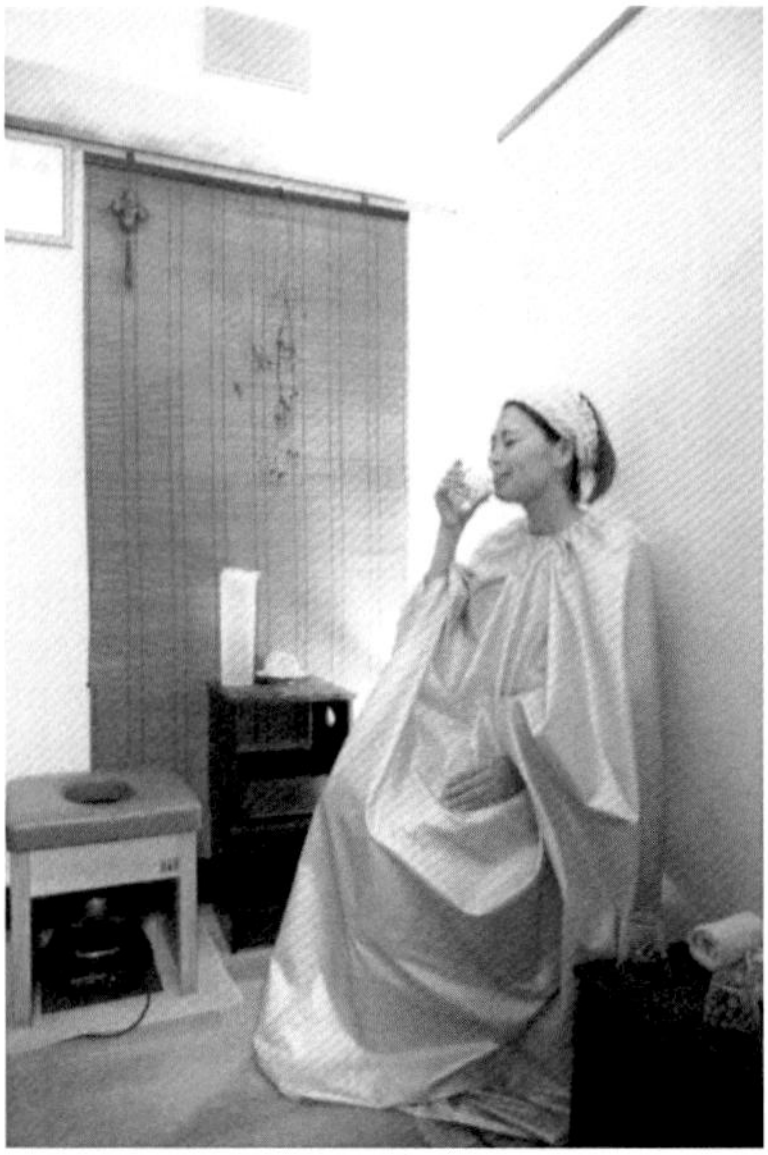

水分を補給するクライアント様

どうやって伝えたらいいのかと考えたとき、私が肌荒れに悩んでいた20代の頃、2～3回エステサロンのドアをノックしたことを思い出しました。なかなか病院で治らないから、皮膚の専門家はエステサロンだと思って行きましたが、より酷くなることもありました。当時のエステは高額で、お化粧品も沢山購入するシステムが一般的でした。そこで購入した高額な化粧品にも、残念ながら、そういったものが入っていたのです。期待して使ってみても、肌荒れはよくなることはありませんでした。

とても悲しい思いをしたことから、「エステは、私のような悩みを持った人が来る」と思ったんです。同じように**敏感肌でお化粧品に困っている方を助けてあげたいなと、私の経験を伝えるためにエステサロンを開店しました。**それが25年前です。

——さっき経皮と言いましたけど、要は肌から入る、口からとか舌からもありますけど、女性の場合は生理用品もあるし、お化粧も毎日されるから男性よりも毒を皮膚から吸収する量が多いのでしょうか…。

経皮吸収は肌から体へ成分が入ることです。経皮吸収されたものは、なかなか排泄されないので問題だと言われています。気を付けたいのは、シャンプーや歯磨き粉、ナプキンなどもそうです。毛穴が多い場所や粘膜は特に吸収率が高いところです。合成界面活性剤だけでなく、人口的な香料なども避ける方が良いと思います。

2、偶然知ったよもぎ蒸し、「これしかない！」と思った！

——よもぎ蒸しの出会いを聞かせてください。

合成界面活性剤は、肌のバリア機能を壊してしまいます。皮膚のバリア機能は、アレルゲンなどの外的刺激から肌を守ってくれているのですが、このバリア機能が破壊されてしまうとアレルゲンが入りやすくなり、それに反応して痒くなり、うっかり掻いてしまうとそこから肌荒れを起こします。お肌が強い弱いに関係なく、そのような商品を使わないことが、肌荒れ予防になります。お肌は乾燥をすると敏感になり、しわやシミの原因にもなりますので、保湿をすることが大事ですが、保湿材は体に安全なものを選んで欲しいと思います。

以上のような、悪いものを使わない！ことは、知識を持って商品を選べば、簡単に出来るのですが、**「すでに体に入ったものは、どのように排出させればよいか」と考え始めました。**「汗をかくことはデトックスになると言われていますので、汗をかく方法でよいものはないか？」と探しました。それをエステのメニューに取り入れようと考えたのです。サウナをサロンに作るとなると費用も場所も必要なので、簡単にはいかず、いろいろ探していたところ、たまたまテレビを観ていたら、「これが韓国から入ってきました♪」と紹介さしていたのがよもぎ蒸しでした。

「えー！ 探してものだ！ これをやりたい！」と思い、まだインターネットも今ほど、充実していなかった時代でしたが、なんとか、私の先生となる方と繋がることが出来ました。広島にいらっしゃったので教えていただくことが出来ました。それが私とよもぎ蒸しの出会いです。

――それは通販番組じゃなくて、報道かドキュメントとかで？

情報番組だったと思います。奥さま番組のようなお昼のチャンネルでした。韓国から入ってきた最新美容として、紹介されていたと記憶しています。

見た瞬間に、「スチームサウナがサロンでも可能だ！」と思いました。でも、どういう器具を使うのかとか、どこに売っているのかもわからなかったので、ネットで探して、最初は広島の先生のよもぎ蒸しセットを使ってスタートしました。

――素朴な疑問ですけど、見ていいなと思うけど、自分がやろうって普通の人は思わないと思います。そこまで苦労されて、今ならネットですぐありますけど、20年前は簡単ではないですよね。今の努力と違うレベルのリサーチなのに見てやろうと思っちゃったわけですね。

「これしかない！」って思っちゃったんです。 いろいろ身体を温める施術は、その当時もありました。ドームみたいなものに入って寝ているだけで、汗が出るようなものもエステにはありました。電気で温めるのは、電磁波などが心配で導入したいと思いませんでした。電熱線で温めるというのが、どうも私にはしっくりこなかったんですね。

サウナを作りたいと、ずっと思っていましたけど、サウナをつくるのは私の今のお店の広さでは無理だし、何か他に良いものはないかなと探していたら、まさしく！

――そうすると、サウナ的なもので自然なものがいいと思ってはいたわけですね？

ずっと思っていたんです。それで見た瞬間に「これだ！」と。「探していたのがあった！」とぴんと来ました。漠然とイメージの中ではあったんです。汗をかきたい、自然なもので、ハーブがいい、電気で温めるのではなく…、それが「よもぎ蒸し」でした。

私は京都でお店をしているのですが、その当時はまだ誰もやっていませんでした。全国でもポツポツとしかなかったと思います。日本で出来る場所が少しずつ増えているころでした。たまたま「日本にやってきました！」みたいなテレビ番組を私は観たのです。番組というか、ちょっとした紹介だったと思います。

――その先生と出会って、よもぎ蒸しセットを買って、サロンに入れての評判は？

評判はとてもよかったです。特に集客は、困りませんでした。絵面といいますか、写真を撮ったところがピンクのガウンのてるてる坊主みたいな感じなので、「なにこれ？」ということで、広告で沢山のお客さまが来られました。でも、「よもぎ蒸し」と言っても誰も知らなかったので、来られてからの説明が大変でした。穴が開いた椅子で、スチームでこんな効果があってと、理解いただくのに時間を要しました。ただ、写真がキャッチーだったのでたくさんお客さまは来てくださいましたね。

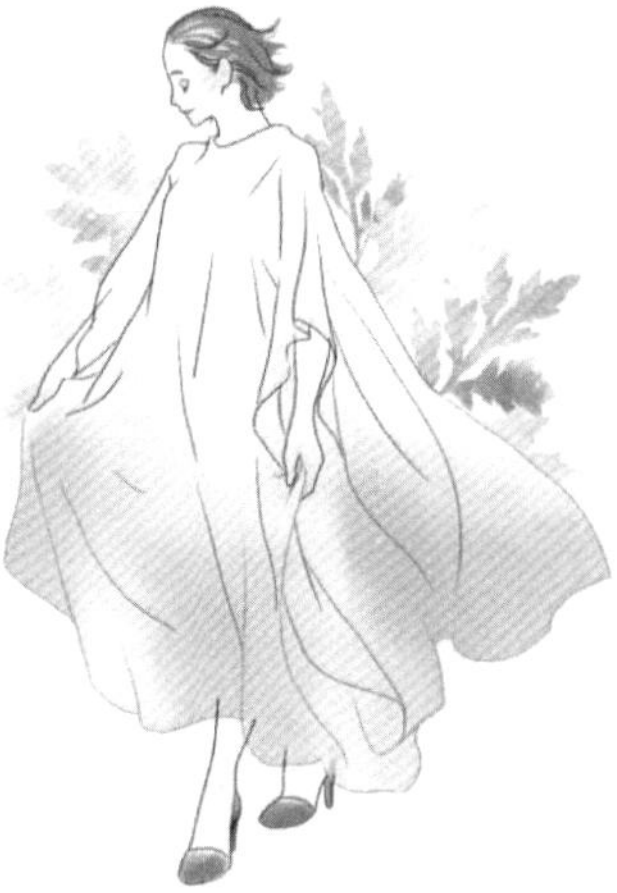

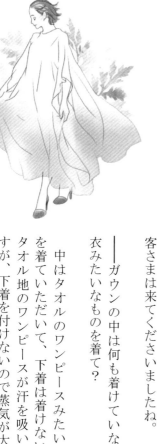

――ガウンの中は何も着けていないで浴衣みたいなものを着て？

中はタオルのワンピースみたいなものを着ていただいて、下着は着けないです。タオル地のワンピースが汗を吸い取りますが、下着を付けないので蒸気が大切な所に直接、当たるようになっています。

3、オリジナル椅子を作る

――よもぎ蒸しを自分のサロンでやりました。それをまた、なぜ広げたいになるわけですか？

たくさんのお客さまが体験され、皆さんが本当に喜んでくださったからです。最初は、体を温めると良いことはわかっていましたが、実際にどんな方に効果があるのか、

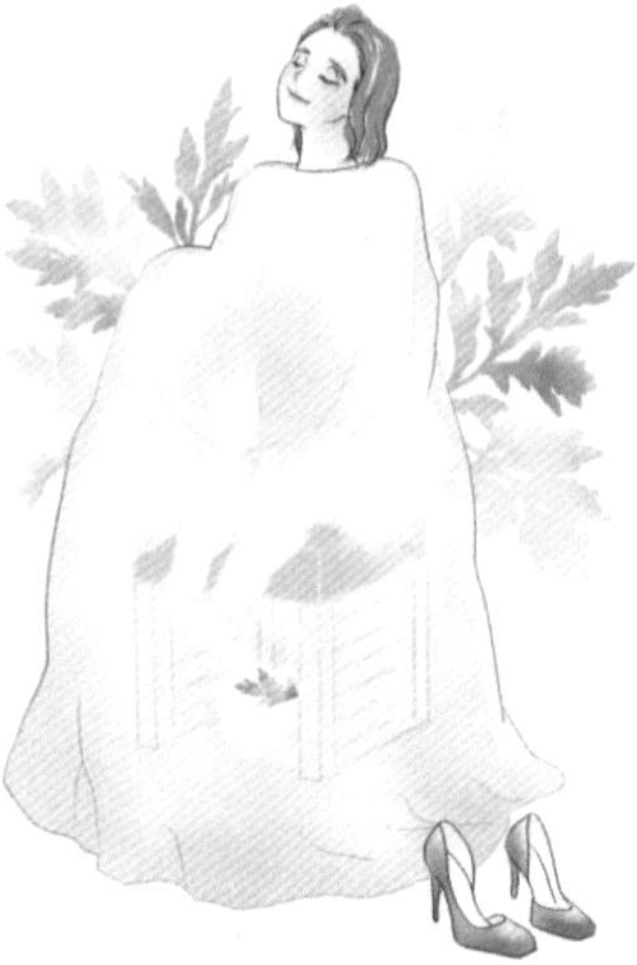

私自身あまり分かっていませんでした。もちろん先生からも教えていただきましたけど、経験がなかったので、どの程度の効果があるのか、半信半疑で始めました。生理痛に関しては、1回でも楽になると多くの方がおっしゃいます。

これは凄いと思いました。例えば、ダイエットに失敗して生理が止まっていた女性がよもぎ蒸しを3回ほど行った直後に改善する等、よもぎ蒸しの効

果を体感する方が増えてきました。

「これこそ、伝えないといけない！」とまた思ったんです。**私はすぐ「いいな！」と思ったら、人に伝えたくなる性格のようですね。**「なんか自分だけじゃもったいない！人に伝えたい！」と思って…。

私のよもぎ蒸しの先生もこだわりを持った椅子を作っておられたので、教えていただいたことを引き継いで、安全な道具を使おうと思いました。よもぎ椅子のメーカーが日本にもでき始めてはいましたが、私が納得できる商品がなくて、だったら自分で作ろうと思ってしまったんです、これまたなぜか（笑）

――やっている中でいい「よもぎ」といい椅子と両方ないとだめだなと思った。でも、他社のは、自分が満足するレベルの椅子ではなかった？

先生から教えていただいた安全性において満足できる製品を見つけることが出来なかったのです。私がよもぎ蒸しをはじめたことで、お友達のエステサロンのオーナー達によもぎ蒸しセットの購入希望者が出始めました。そのことを先生に相談したら、「じゃあ、谷さん作ったら？」と言われました。作ったらと言われても…、職人さんの知り合いなどいませんでしたから、どうすればよいか、また必死で探すことになったのです。

――じゃあ、職人探しからですか？

職人探しを始めました。ネットで探して1件ずつ電話していく感じです。椅子職人、木工職人、家具職人と手当たり次第です。「オリジナルの椅子を作ってくれませんか？」「いくらですか？」「何台最低ロットですか？」「こんなこだわりがあるのですが、作れますか？」と。

大体こだわりのところで「だめだめ！」と言われます。とにかく面倒なんだと思います、私が伝えることは…。檜じゃないとだめ。無垢材じゃないとだめ。一枚板じゃないとだめ。檜の合板だと接着剤が付いていますから、それだと温まるとホルムアルデヒドなどの化学物質が気化するわけです、なので、接着剤も使いたくないと言いますから…。

椅子の座面は、他社のよもぎ蒸しのメーカーは、テーブルのような所に丸く穴が切ってあるので、お尻のあたる座面も板です。だから板の上に座っている座り心地です。ですので、お尻が痛くなら

よもぎ蒸しに使う椅子

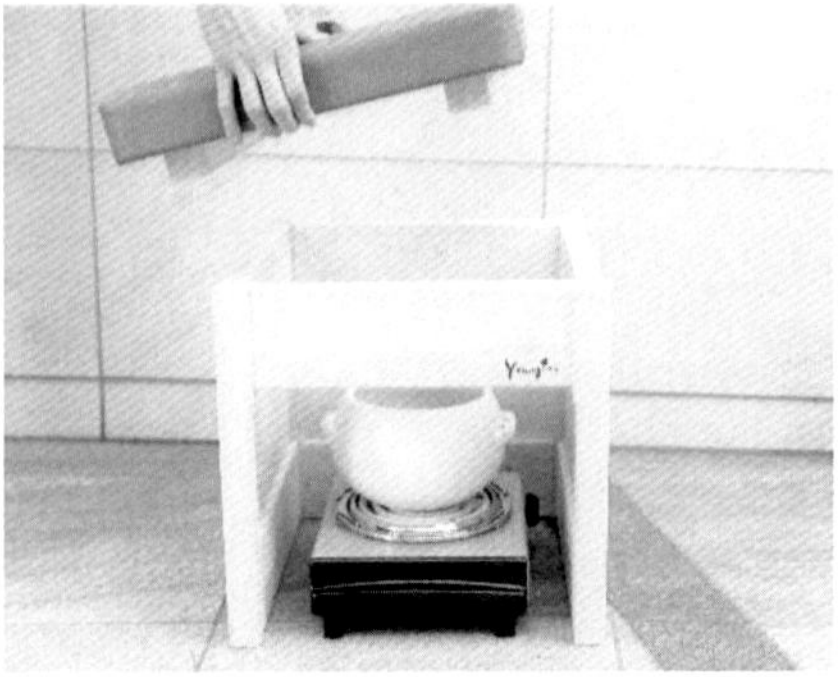

ないように、ドーナツみたいなクッションを置くのですが、それだとクッションが、座っている間に動くので、穴が塞がってしまい座り難い。yomoginaの椅**子は座面全体すべてがクッションになっています。**クッションに穴が開いています。普通のクッションがついている椅子に座っているのと同じ座り心地です。しかしその部分の製造は、椅子職人の仕事となります。木工職人にはそこは出来ません。ミシン掛けをしたり、椅子なのでクッションのところにレザーを張る必要がある。だから、椅子職人がそれを受け持ち、土台は木工職人が作る、だから2つの職人さんの手間がかかります。

その結果、値段が高くなる。金額が上がる。「何で、他社と比べて値段が高いのか？　たかが木の椅子なのに…」みたいなことを言われたことは、一度や二度ではありませんでした。職人さんも足元を見て、次のロットのときには倍の値段を言ってきたりするんですよ。その当時は、今

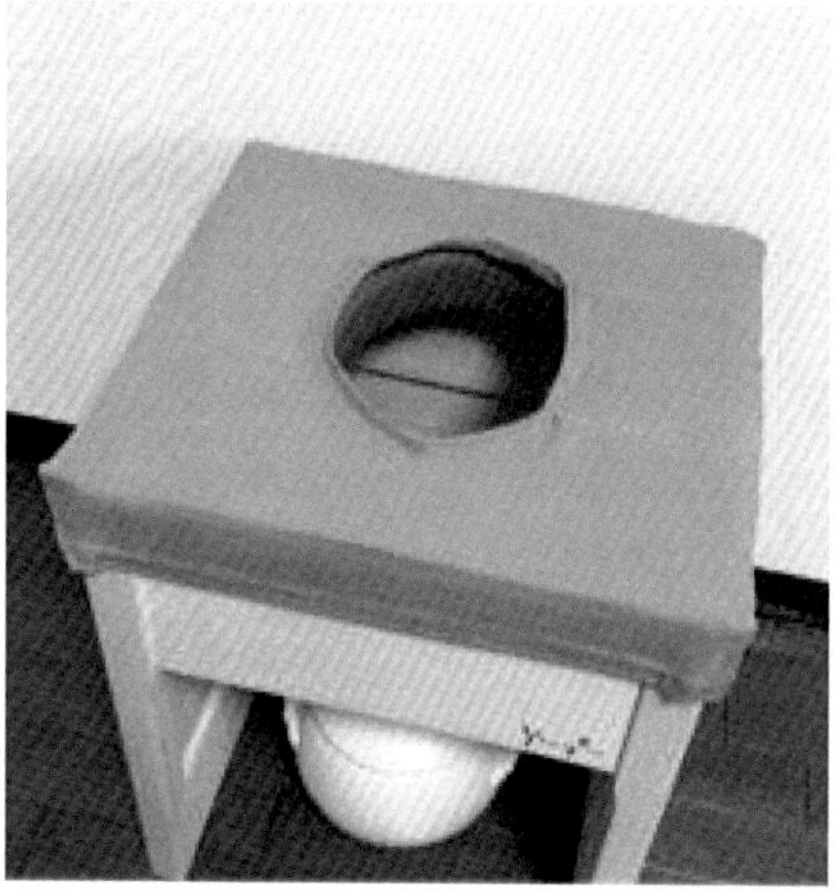
椅子カバー。肌触りがよく汗の吸収が良いようにガーゼで制作。椅子を長持ちさせる効果もある。

のように売れないですからね。「えー本当にまた作るの？」みたいなリアクションでした。安定して作ってもらえなくて、また泣く泣く次の職人さんを探す事になるわけです。４件ぐらい変わったと思います。今の会社に決まるまで。

――今の方は比較的安定して？

もう今は落ち着いています。有難いことに発注も纏めて出来るようになりましたので、喜んでいただいているんじゃないかとは思っています。定期的に、何十脚単位で製造をお願いできるようになりました。手間がかかるので、面倒かもしれないですけれども、もう何年もお引き受けくださっています。

――あと、よもぎの質が悪いという言い方すると語弊があるかもしれませんが、谷さんのはいいよもぎじゃないですか。でも、あまり良くないよもぎもあるんですか？

よもぎ自体が良いか悪いかの基準はわからないですけど、植物は作っている人、生育する場所が大事だと思います。農薬がかかる心配のある田んぼの近くで生えているものは安心できませんし、排気ガスなどのも心配もありますから、車がよく通るような所に生えているよもぎは使いたくないですし、山の上を選んでいるのは、人が歩いて登っていく所なので、空気もきれいで、安心できるよもぎだと思っているからです。

――全然違うんですか？

今の伊吹山のよもぎに決めるまでには長い時間がかかりました。実は、この20年の間、日本の色々なよもぎを取り寄せました。色々試してみて、自分がまず香りと効果が高いと感じたものを、サロンでお客さまに試して頂き意見を伺いました。つまりモニターしていただきました。

「どっちが良かった？」というアンケートをしたこともありました。秘密にして、先入観が入らないようにして、アンケートを行うなど、さまざまな試行錯誤を繰り返して決めました。

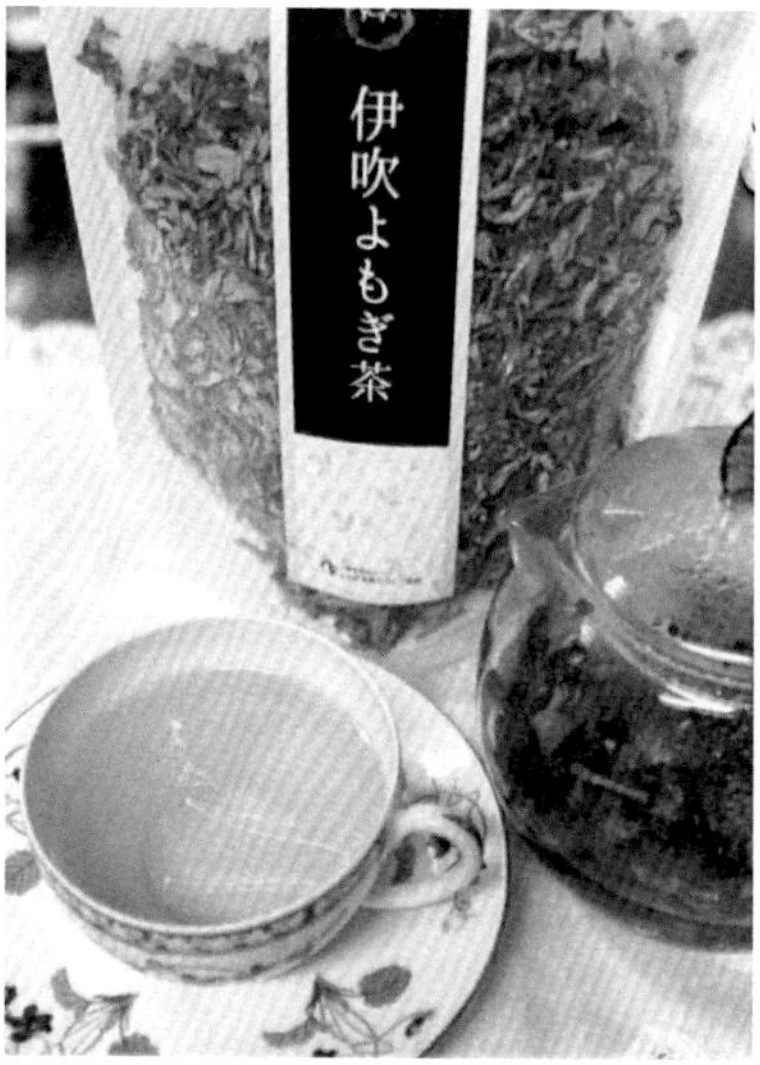

よもぎ茶

ヒアリングする谷氏

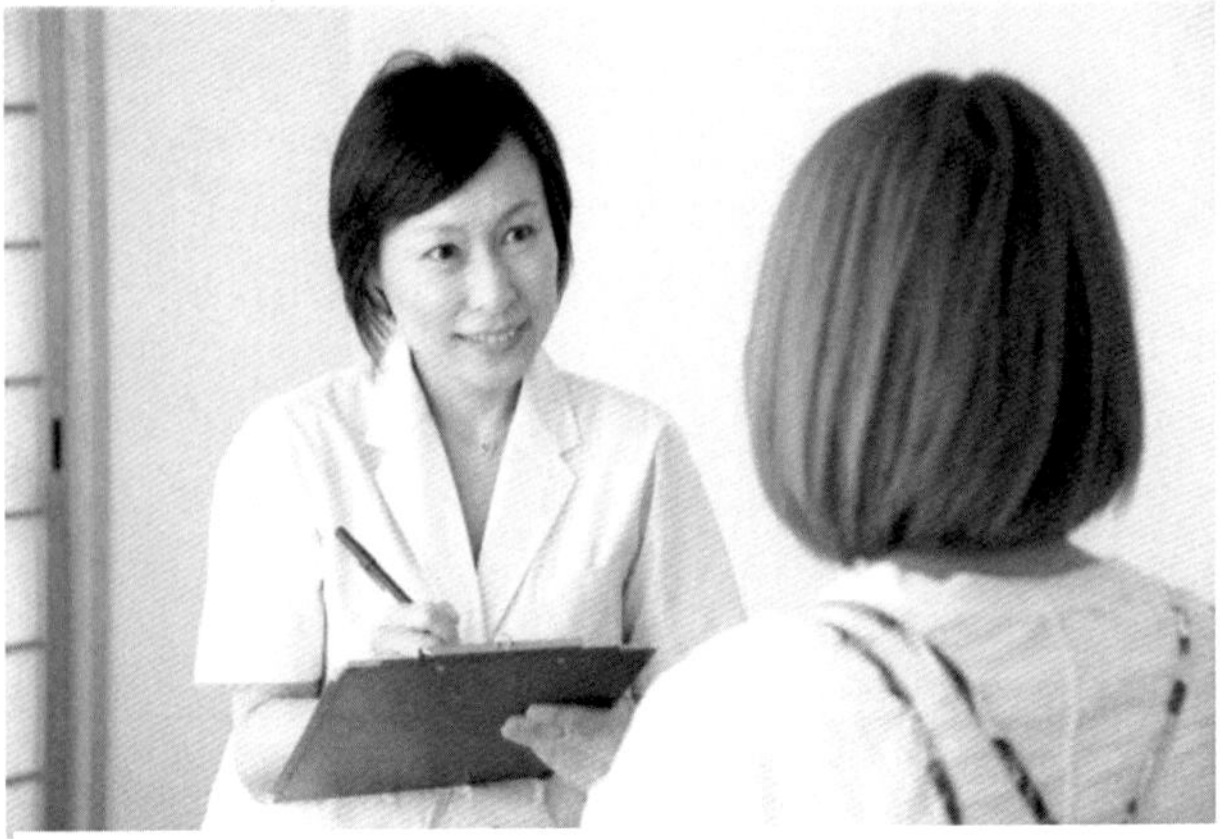

第三章　日本製の薬草「よもぎ」を長く続けたい！
自給自足の大切さを知って欲しい！

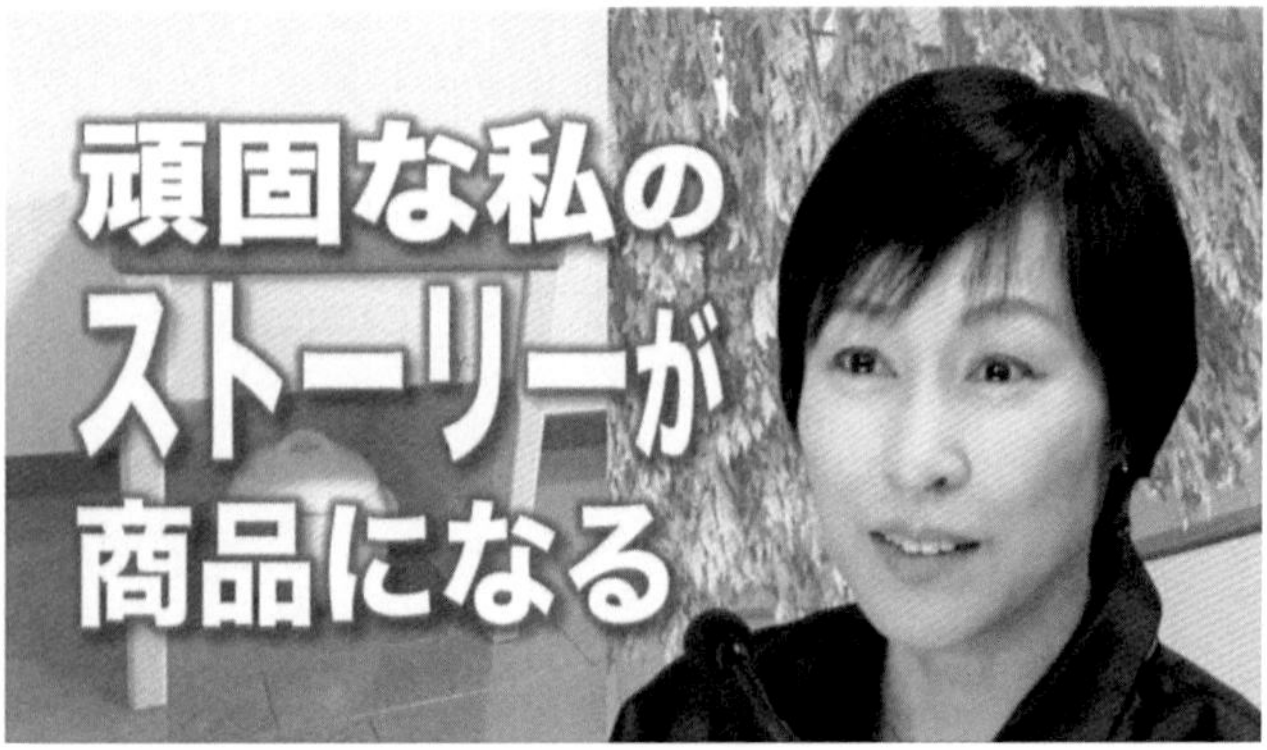

悩める女性の美と健康のため、日本製の薬草、よもぎと椅子にこだわり続けてきた谷真由美氏。薬草を採っている地元（岐阜）の薬草職人さんと、椅子を作っている木工職人さんとのコミュニケーションを通じ、国産、自給自足にこだわることで資源を守る重要性を体感した、とのこと。今後の目標や展望についてもお話しいただきました。

1、諦めが悪い？

――「よもぎ温熱治療職人」みたいな感じですね。

そうですか？　こだわりが強いんですね。

――こだわりを持ってされているじゃないですか、そこに儲けも考えなくちゃいけないですよね。

そうなんですが、意外とそこが…、商売としては下手かもしれません、最初のうちは本当に売れなかったし、20年以上販売しておりますが、最初の10年ぐらいは全然売れなくって。笑い話ですけど、その当時、エステサロンが、お蔭様で3店舗になったんですね。あるときスタッフが、サロンで「売り上げたものが、よもぎ蒸しに行くんですね」と言うぐらいでした。

でも、私、商売として考えたらその通りなんですが、**今でも不思議なんですけど、やめられなかったんです。**本当はやめてもよかったんでしょうけど。職人はなかなか見つからないし、売れないし、家の中に何十台って椅子が並んでいますし、「どうしよう？」とか思うときもありました。おまけに値段が高いって言われますしね。でも、続けてきて良かったと今は思います。その10年の私のやってきたことが、「ストーリーになっていますね」と言われて、応援して売ってくださる方たちがポツポツ現れました。そして「そのストーリーが売れますよ!」と言っていただいて、「えっ!」と思ったんです。

自分としてはただ、コツコツやっていただけなのに、続けることはいつの間にかそんなふうになっていくんだと、この年になってわかったという感じですね。

――その間には、ご結婚と出産とか?

そうです、出産がありました。娘が6ヶ月のときに、育児もしながらお店始めました。

だからうちの娘は保育園で大きくなった感じです。今、娘は24歳なりました。ありがたいことに、アトピーもなく育ってくれました。

――そうなんですね。何か使命みたいなものなんですかね? テレビ観た瞬間に「これだ!」と思っちゃって。

自然とかオーガニックが以前から好きでした。オーガニック、ナチュラルなもの。

もちろん、よもぎ以外の自然療法も習いましたけど、よもぎ蒸しだけは「これだ！」と思って続けてきましたね。

――その10年間もストーリーになるっていいますけど、僕は思うんですけどね、同じ苦労でも、例えばエベレストに登るとするじゃないですか。登山家は苦しくても登れると思うんですよ。

頂上があるから？

――いや、使命があるから。僕が登ると死ぬと思います。要は同じ苦しみでも死ぬ人と死なない人がいたり、やり切れる人とやり切れない人がいると思うんです。例えば僕が10年前に出会って、「よもぎ、よしこれは健康にいい！」と思っても、そういう苦労があると「やっぱり違ったな…」とか、やめちゃうと思うんです。でも、谷さんはやめなかったわけじゃないですか。**何でやめなかったかなんですよ。**何でやったかじゃなくて。

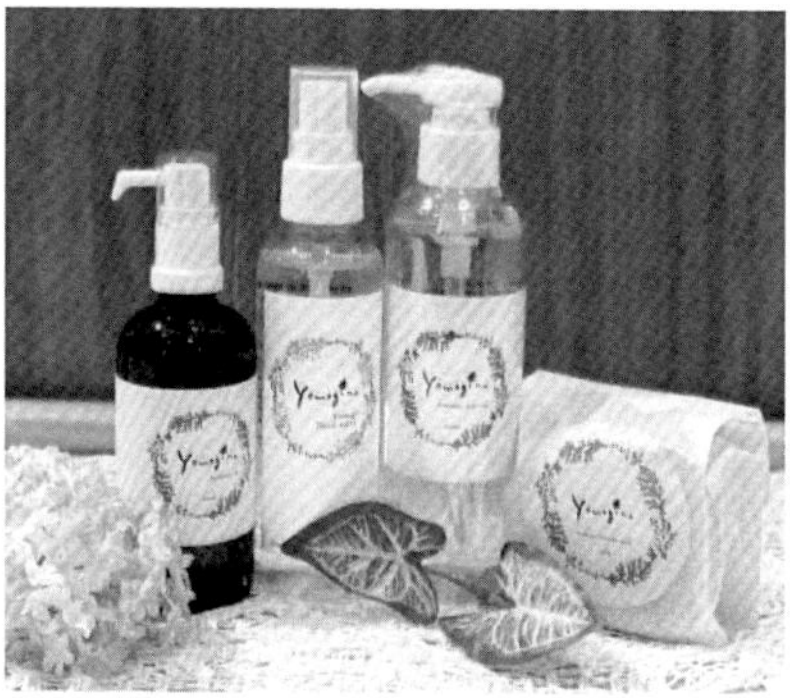

デリケートゾーンケア商品

アトピーになったからこそ、今があるということなんですかね。二〇歳の頃だとつらかったでしょうね。

私はバブル世代ですから、それこそジュリアナとかそういう時代です。きれいにお化粧して出かけたい時期と重なっていたので、辛いし恥ずかしい気持ちにもなりました。ステロイド塗っているときはきれいになるのですが、薬をやめるとまたなるという繰り返しで、お化粧をするのもつらい青春時代でした。

——あれがあったから、今の「自分のような思いを、他の女性にはしてほしくない」という原動力になっているんでしょうかね。

言われてみると本当にその通りです。思い返すと、知識がなかったために、良かれと思って使っていた化粧品でつらい思いをしていましたから、一人でも私のような方を助けてあげたい、伝えたいと思いました。そして、化粧品だけでなく、弊社のよもぎ蒸しのこだわりをお伝えすることで、家具や食器などの日用品、食べ物、洗剤などに含まれている体に悪いものを知る機会になればとも思いました。それを伝えることが、おっしゃる使命なのでしょうか。

娘が生まれたことも伝えたいと、より強く思うきっかけでした。地球環境の悪化について取りざたされている時代でしたので、娘たちの未来が心配になり、化学物質などをなるべく使わない世の中にしたいと思ったことが原動力となっていました。医療費問題から、少子化で娘たちの負担が重くなるのは可哀想だと、健康について多くの方へ伝えたいと思うようになりました。よもぎ温熱セラピー協会の理念は、**心と体を温めて健康寿命を延ばそう！**と決めたのもそんな理由からです。

2、伝統技術をそのまま残し、これが未来永劫続くような社会に

——これから何をしていきたいですか？　究極で言うとね、１００年後の将来、どんな社会に。もう、生きていないですけど…。

大きな話を言うと、今回のコロナで簡単に世界と分断されたというか、行き来できなくなりました。物流も分断されて、食料なども、今のように輸入が出来なくなる可能性も想像できます。日本の自給率を考えると、少し不安になります。食べるものは、出来れば自給自足、可能な限り日本で賄えると安心です。現状だと少し心配ですよね。

とはいえ、私が今から農業は出来ないですが。

私の商品は日本製にこだわっています。日本の職人さんの技術の継承に少しでも役立つと嬉しいと思っています。

よもぎを採っている薬草職人さんや、土鍋を作っている職人さん、椅子職人さんなど多くの職人が関わってくださっています。土鍋作りに欠かせない土を捏ねる仕事をする職人さんは、現在日本全国でみても、70歳以上の方しかいらっしゃらないそうで、「あと何年この土鍋が作れるかわからないよ」と言われています。後継者がいないんです。これは製造業が安く作れる海外でどんどん作ってしまった結果、日本で産業が育たなくなってしまった現状があると思います、このコロナなどの機会に、**自国で必要な数だけ作る**。そんな経済循環にする考え方もいいのではと思います。

椅子としての座りにこだわり、信頼できる職人の手によって、一つひとつ丁寧に製造

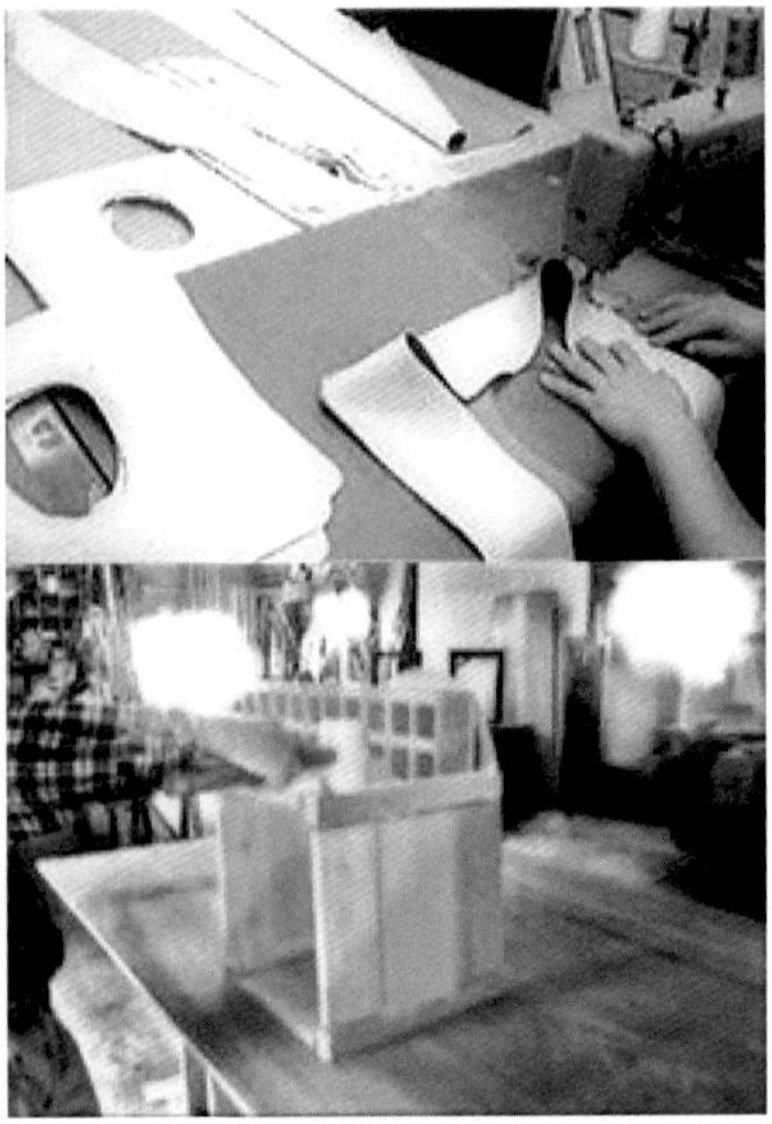

例えばよもぎは、自生しているので、全部刈り採ると来年は困るわけですよ。なので、

必要な分量だけ使わせていただく、よもぎだけでなく、日用品や生活必需品なども必要な数だけ作るようになれば、資源やエネルギーの無駄使いをしなくてすみますし、ものを大切にする気持ちも育ちます。また、大量生産、大量消費をやめることで、その仕事に見合う適正な賃金をお渡しできるようになると思います。製造者も消費者もみんなが良くなる世の中が理想ですね。自分だけ安く買えたら嬉しい！ではなく、作っている方への感謝を持つことを思い出して欲しいですね。私のよもぎ蒸しの椅子は、材料からすべて日本製です。

日本の産業や技術の伝承に、少しでもお役に立つことを願っています。

そのような考えが広まることで、少しずつ変わると嬉しいです。どこに行っても沢山のものが売られていて、物が溢れています。これ、全部売れるんだろうかと、売れ残って捨ててしまう社会の現状をつらく感じることがあります。

「よもぎ温熱セラピー」を中心に関わる日本の伝統技術をそのまま残し、これが未来永劫続くようになればいいと思います。私の後の人たちも、安心して「よもぎ蒸し」が続けていける仕組みを作りたいと思っています。

――本当にポコッと一滴日本に入ってきたものを谷さんが広げて、さらにそれを広げて、今度は時間という軸で日本で根付くというか、それをこれからあと何年いるかわかりませんが、やっていくということですよね。男性でもいいと思うんですけど、女

ホームページのトップ画面

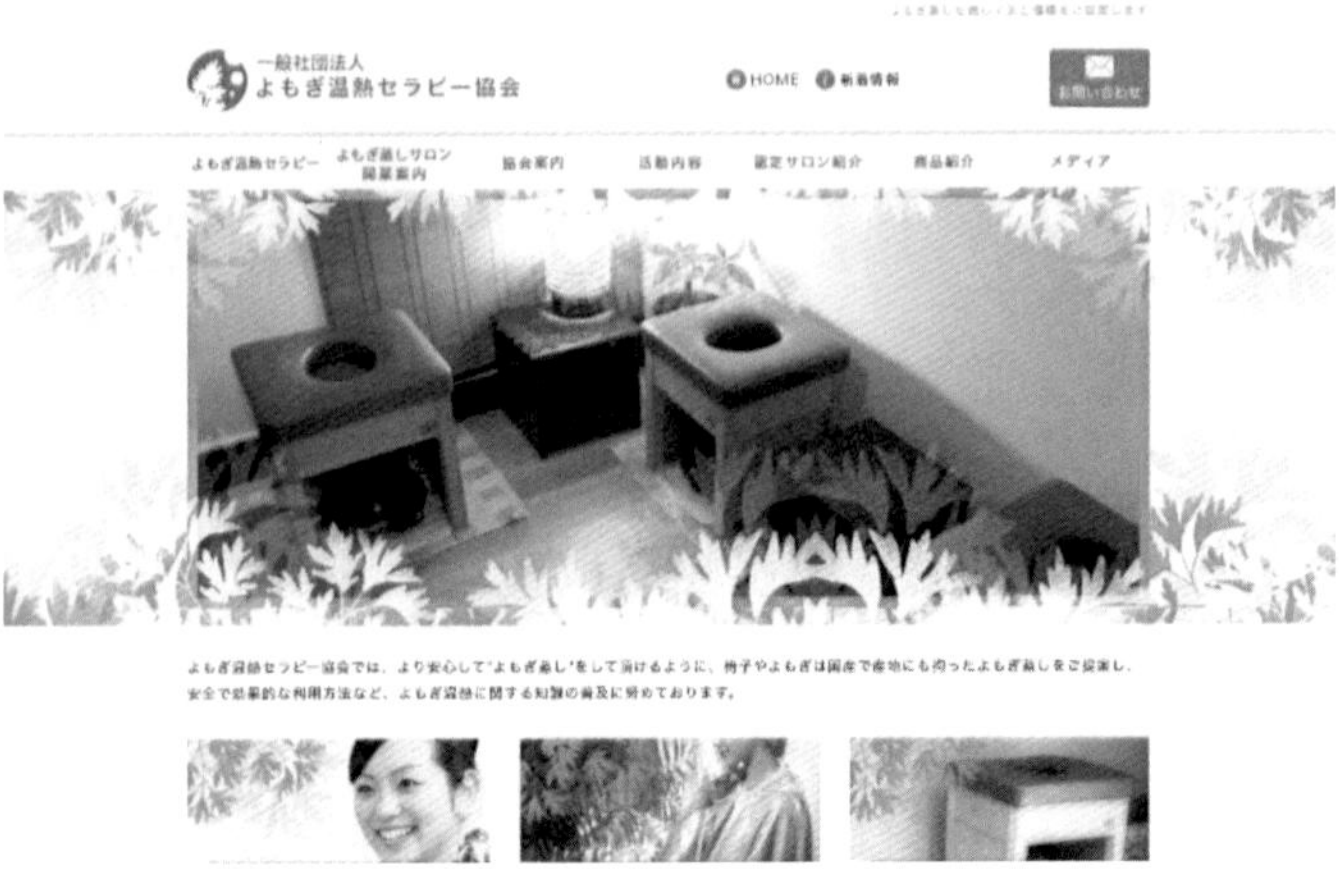

性でご相談したい方はどうしたら？　ホームページを見て連絡したらいいですか？

「よもぎ温熱セラピー協会」と検索していただいたら、全国の認定サロン一覧があります。そこからお近くの認定サロンが見つかるので、そのサロンで、よもぎ蒸しの体験ができます。

――「よもぎ温熱セラピー協会」で検索されて、お近くのところに行って、「この本をを読みました」と言うといいことがあるかないかはわからないけれども（笑）。

ああ、じゃあ、そういうふうになるようにしておきましょう（笑）。

まずご相談ください。このホームペー

ジにお問い合わせボタンがあります。フェイスブックページやインスタグラムなどもあります。同じく「よもぎ温熱セラピー協会」で検索してみてください。**特に女性系のお悩みであれば、ご病気じゃなくても何でも大丈夫です。ご病気になる前に予防として受けていただきたい**ですね。

3、女性を生き生きと輝かせたい

――現代医学とも喧嘩するわけじゃなく、共存しながらどちらの特徴を活かせるかという中で、女性がイキイキと輝いていけると…。女性がイキイキと輝いていると、男性は元気になっていきますよ。どっちが先かというと、僕は女性にはかなわないと思います。女性が崩れると男性も崩れるんですよ。僕ね、高校の教員だったんで。

クラスにやんちゃな男の子も、やんちゃな女の子もいますけど、女性がだめだとやんちゃな男は壊れていくんですよ。でも、女性がやんちゃな男の子に「何やってんのあんた！　ちゃんとしなさいよ！」みたいな感じで言うと、「うるせーな！　この野郎！」とか言いながら、言うこと聞くんですよ。

へー！そういうもんなんですね。男性は。

――だから、僕は最初のクラスのときに、元気のいい子に、「このクラスはお前にかかっている」と言ったら、「何、言ってんの、先生？」とか言って、「男っていうのは、そういう生きもんなんだよ、頼むよ！」なんて言ったら、「やだわよ！」と否定しながら、学校祭とか行事のときにさぼる奴に、「あんたちゃんとやんなさいよ！」と怒ってくれた。そしたら、ブツブツいいながら男子は言い事を聞いた。男性は女性に怒られたくないんですよ。

それで、男性が言って女性が言うことを聞いているのは最初だけですよ。最後、陰で「なにあの人！」とか言い出すと、男性はだんだんいじけて変になっていきますよ(笑)。

そうですね。お家を守っているのは、実際は女性ですね。子育ても女性中心です。女性が安定していることが大事ですね。

――女性は、結構家庭の中心の場合が多いから、女性が動くと、親、それからお子さん、旦那さんというふうに女性が中心になって家族が動くじゃないですか。それでまたママ友とかで広がっていくと。

そうですね。特に今は女性の時代かもしれませんね。

――絶対、僕はそう思うんですよね。だからぜひ多くの女性、特に悪くなくても体験するだけでもいいんですよね？

体調が悪くない方は予防として体験して欲しいと思います。きっと、体が喜ぶ感覚を感じて頂けると思います。お近くに認定サロンがない方は、お家でもできるようによもぎ蒸しセットのレンタルや家庭用セットを販売しています。レンタルで体験してから購入を検討していただいても良いと思います。

――お家セットもあるんですね。じゃあ、それもホームページを見ていただければと思います。

今日はよもぎ蒸し温熱セラピーについて、いっぱいお教えいただきました。谷さん、どうもありがとうございました。

一般社団法人
よもぎ温熱セラピー協会

【(一社) よもぎ温熱セラピー協会】
代表理事　谷 真由美
本部
〒604-8181
　京都府京都市中京区綿屋町 528　烏丸エルビル 901
本部　TEL　　　　075-254-6111
本部　FAX　　　　075-254-6211
活動内容
・よもぎ温熱セラピストの指導者養成とその継続的サポート
・よもぎ蒸しの普及啓発活動
・健康のためのよもぎ製品の普及活動
・よもぎ温熱セラピーに使用するツールの開発・供給・情報提供・活用法の指導等
URL : https://www.onnetu-yomogi.com

よもぎの谷子の YouTube チャンネル

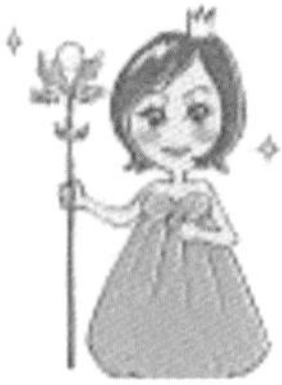

【谷真由美プロフィール】

1997年、敏感肌改善サロン「PureHealing彩」を京都市で開店。

そのサロンのメニューによもぎ蒸しを取り入れたことから、温めても有害物質が発生しない日本製のyomoginaよもぎ蒸しセットの開発、製造を始め、よもぎ関連のオーガニック商品等も手掛ける。

300店舗が加盟する「よもぎ温熱セラピー協会」の代表として人生100年時代の美と健康を提案している。

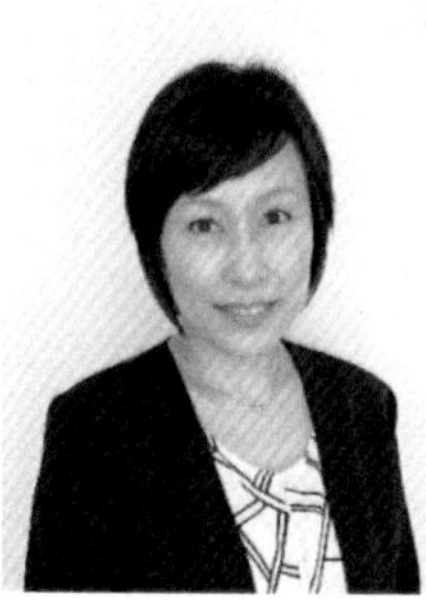

よもぎ蒸し、よもぎの効果の普及活動の為、勉強会を全国で開催し、女性の美と健康のために、あらゆる角度から話す内容が分かりやすいと勉強会は常に満席で人気のセミナーとなっている。
2018年18か国が参加するASIA GOLDEN STAR AWARD商品賞を受賞し、ベトナムなど海外へ活動の幅を広げている。

温活 はじめませんか？
体温が二度上がる！ よもぎ蒸し

2021年1月18日 初版第1刷発行
2024年7月11日 初版第4刷発行
著　者　谷　真由美
編　集　万代宝書房
発行者　釣部 人裕
発行所　万代宝書房
〒176-0002 東京都練馬区桜台1-6-9-102
電話 080-3916-9383　FAX 03-6883-0791
ホームページ：https://bandaihoshobo.com
メール：info@bandaiho.com
印刷・製本　小野高速印刷株式会社
落丁本・乱丁本は小社でお取替え致します。

ISBN　978-4-910064-36-9　C0036

装丁・デザイン／小林　由香（LUNE企画）